Wir fliegen hoch, wir fallen tief

Dr. med. Astrid Freisen

Wir fliegen hoch, wir fallen tief

Eine Psychiaterin spricht offen über ihre Bipolare Störung und zeigt, wie wir mit der Krankheit umgehen können

Eden BOOKS

Ég elska þig.

Inhaltsverzeichnis

Triggerwarnung

In diesem Buch werden depressive und manische Symptome realistisch beschrieben, ebenso wie Selbstmordgedanken und -pläne. Diese könnten schwierige Gefühle oder Erinnerungen beim Lesenden auslösen. Im Anhang finden Sie Hilfsangebote, sollten Sie selbst in einer Krise sein.

Mein Soundtrack

Musik spielt in meinem Leben eine große Rolle, und ich werde fast immer von einem Soundtrack in meinem Kopf begleitet. Deshalb befindet sich zu Beginn jedes Kapitels ein QR-Code, mit dem das für mich zugehörige Lied bei Spotify abgerufen werden kann, um noch tiefer in mein Erleben einzutauchen. Musik kann Gefühle vermitteln, die sich der Beschreibung mit Worten entziehen. Deshalb möchte ich Sie einladen, meinen Soundtrack mit mir zu teilen.

Prolog: Aufwachen

September 2010

Ich sitze auf dem Boden, mit dem Rücken an ein Nachtspeicherwärmegerät gelehnt. Ein Nachtspeicherwärmegerät! Welcher vernünftig denkende Mensch mietet ein Haus mit Nachtspeicherwärme als Heizung? Ich schaue in den leeren Raum, der vor mir liegt. Die Wohnzimmermöbel bestehen aus einem alten Röhrenfernseher und zwei Isomatten. Ich sitze in diesem Siebzigerjahre-Reihenhaus in dieser uniformen Siebzigerjahre-Reihenhaussiedlung und frage mich, wie ich hierhergekommen bin. Nach Meckenheim. Diesem Vorort von Bonn. Sechzig Kilometer entfernt von meinem Arbeitsplatz und meinen Freunden. Dabei hatte ich mir doch alles so schön vorgestellt. Ich wollte hier mit meinem Kind und meiner kleinen Familie leben.

Aber ich bin nicht schwanger, es gibt kein Baby, und ich muss jeden Tag über zwei Stunden im Verkehrsdreieck Köln-Bonn hinter mich bringen, um zur Arbeit und danach wieder zurückzukommen. Ich sitze in einer leeren Wohnung, schlafe auf einer geliehenen alten Matratze, mit einem Mann, den ich kaum kenne, bin pleite und immer noch am Realisieren, was für eine Scheiße ich in den letzten Monaten gebaut habe. Wie ich mein Leben versaut habe. Wie ich alles, was ich mir aufgebaut hatte, aufs Spiel gesetzt habe. Wie konnte das nur passieren? Wie konnte ich nur hier landen?

Ich beginne zu begreifen, wie ich mein altes Leben jeden Tag mehr vermisse. Meine Wohnung, meine Freunde, meine Katzen und vor allem meinen Ehemann Florian. Kann es ein Zurück geben? Nach allem, was passiert ist? Bilder steigen in mir auf von durchgemachten Nächten auf wilden Partys, lebensmüden Autofahrten und fremden Menschen, denen ich in kürzester Zeit viel zu nahegekommen bin. Von hemmungslosem Konsum, impulsiven Entscheidungen und grenzenlosem Hedonismus. Von lebensgefährlichen Aktionen. Bin ich das gewesen? Ich erkenne mich nicht wieder in dieser bunt geschminkten, lauten, überdrehten Version meiner selbst. Was hatte ich mir nur gedacht? Hatte ich überhaupt gedacht? Offensichtlich nicht, denn sonst würde ich jetzt nicht an diesem hässlichen Nachtspeicherwärmegerät lehnen. Ich sitze dort und schüttle meinen Kopf. Wie konnte ich nur?

Ich wünsche mir so sehr, ich könnte die Zeit einfach zurückdrehen und alles ungeschehen machen. Aber so funktioniert das Leben nicht. Ich stehe jetzt vor der Aufgabe, wieder Ordnung ins Chaos zu bringen. Ich selbst muss einen Weg finden, wie ich weiterleben kann. Ob ich die Kraft dafür habe?

All das liegt inzwischen mehr als zehn Jahre zurück. Die damaligen Erfahrungen haben mein Leben nachhaltig verändert. Die Auseinandersetzung mit meiner psychischen Erkrankung hat mich vor Herausforderungen gestellt, auf die ich gern verzichtet hätte. Heute kann ich sagen, dass ich nicht nur überlebt habe, sondern dass es mir gelungen ist, dank meiner Doppelrolle als Betroffene und Psychiaterin aktiv gegen die Stigmatisierung von Menschen mit psychischer Erkrankung vorzugehen. Mit diesem Buch möchte ich nicht nur meine persönlichen Erfahrungen teilen, sondern auch über psychische Erkrankungen und insbesondere die Bipolare Störung aufklären. Es ist wichtig, das

Schweigen zu brechen und dem Stigma Aufklärung entgegenzusetzen. Psychisch erkrankte Menschen sind keine Menschen zweiter Klasse, die ihr Leben nicht in den Griff bekommen. Es sind Menschen, die sich mit potenziell tödlichen Erkrankungen auseinandersetzen müssen, die sie sich nicht ausgesucht haben und für die sie nicht verantwortlich sind. Ich möchte, dass diese Menschen wahrgenommen werden. Ich hoffe, mit diesem Buch trage ich dazu bei.

Der Anfang

Immer wenn ich zum ersten Mal bei einer Ärztin bin, die mich noch nicht kennt, und ich von meiner Bipolaren Störung berichte, kommt die Frage, wann das angefangen hat. Und auch, wenn ich in meinem privaten Umfeld neue Menschen kennenlerne, und ich entscheide, mich bezüglich der Bipolarität zu öffnen, taucht sie regelmäßig auf.

Tatsächlich ist es schwierig, eine präzise Antwort zu finden. Bei einer neuen Ärztin ist es einfacher, hier weiß ich, dass sie nach manifesten klinischen Episoden fragt. Wirklich korrekt ist diese Antwort aber nicht, denn Stimmungsschwankungen begleiten mich, seit ich denken kann.

Ich war ein wildes, impulsives und furchtloses Kind. Ich tobte gern, meistens draußen, und spielte lieber mit Jungs als mit Mädchen. Jede Mutprobe machte ich mit, im Schwimmbad sprang ich immer vom höchsten Turm, und keine Herausforderung war mir zu groß. Schon früh reiste ich allein mit organisierten Jugendgruppen nach Malta oder England, und als Sechzehnjährige verbrachte ich sechs Monate in den USA. Ich hasste Ungerechtigkeit und setzte mich engagiert für andere ein, war Klassensprecherin, Mittelstufen- und später Oberstufensprecherin. Ich stand gern im Mittelpunkt, ich liebte es, auf der Bühne zu sein und Theater zu spielen oder zu singen. Ich war ständig unterwegs, immer in Action und probierte vieles aus.

Das war die eine Seite. Die Seite, die ich mochte. Die Seite, die nach außen hin sichtbar sein sollte. Die so war, wie ich von anderen wahrgenommen werden wollte.

Die andere Seite versteckte ich lieber. Die traurige, düstere, verzweifelte Seite. Zum Weinen zog ich mich in mein Zimmer zurück. Obwohl ich viele Freunde hatte, fühlte ich mich oft einsam. Ich konnte häufig nicht schlafen, weil mich die Ereignisse des Tages nicht in Ruhe ließen. Schon früh legte ich Dinge auf die Goldwaage und grübelte hin und her, was ich hätte besser machen können. Und wenn ich zu dem Schluss kam, dass es an meiner Unfähigkeit lag, und dass es deshalb nie gut werden könnte, schämte ich mich wahnsinnig und wünschte mir, tot zu sein, um nicht mehr von solchen Gefühlen gequält zu werden. Mit der Pubertät verstärkten sich diese Phasen noch, und ich begann mich oberflächlich selbst zu verletzen – aber nie so, dass es sichtbar war.

Nach außen wollte ich nur die funktionierende Seite zeigen. Und das tat ich auch, beispielsweise mit immer weit überdurchschnittlichen schulischen Leistungen. Aber auch die Anerkennung dafür konnte die traurige Seite in mir nicht zum Schweigen bringen.

Heute frage ich mich manchmal, wie es gewesen wäre, wenn ich mich mehr geöffnet hätte. Wenn ich über meine Traurigkeit gesprochen hätte. Wenn ich vielleicht sogar zu einer Psychotherapeutin gegangen wäre? Wäre mein Leben dann anders verlaufen? Hätte ich dann vielleicht nicht so schwere Krankheitsepisoden durchlaufen müssen?

Natürlich gibt es auf diese Fragen keine Antwort. Aber ich möchte junge Menschen mit ähnlichen Stimmungsschwankungen ermutigen, darüber zu sprechen und Hilfe zu suchen. Diese Stimmungsschwankungen waren nicht meine Schuld, und sie waren nicht normal, auch wenn ich sie so erlebt habe, einfach, weil ich von mir nichts anderes kannte.

Es ist wichtig, sich selbst ernst zu nehmen und nach Unterstützung zu suchen.

Warum werden Menschen psychisch krank?

Die Ursachen psychischer Erkrankungen sind in der Regel multifaktoriell. Das heißt, es gibt nicht eine bestimmte Ursache, sondern es wirken verschiedene Auslöser zusammen.

Bei der Bipolaren Störung spielen Gene eine große Rolle. Dabei geht es nicht nur um ein einziges Gen, sondern um mehr als sechzig Genorte, die einen Anteil an der Entstehung der Bipolaren Störung haben. Es wird also eine Veranlagung vererbt und nicht die Erkrankung selbst.

Wenn ein Elternteil bipolar ist, liegt das Erkrankungsrisiko des Kindes bei zehn bis zwanzig Prozent. Sind beide Elternteile betroffen, steigt es auf vierzig bis sechzig Prozent. Dass allerdings auch andere Faktoren als allein die Gene eine Rolle spielen müssen, wird aus Studien mit eineiigen Zwillingen deutlich: Hier beträgt das Erkrankungsrisiko je nach Studie sechzig bis achtzig Prozent. Mindestens zwanzig Prozent des Risikos sind also nicht auf unsere DNA zurückzuführen.

Heute weiß man, dass vor allem frühkindlicher Stress einen extrem negativen Einfluss auf unsere spätere psychische Gesundheit hat. Da für Kinder die Eltern die wichtigsten Bezugspersonen sind, steigt durch eine gestörte Eltern-Kind-Bindung das Risiko, eine psychische Erkrankung zu entwickeln, deutlich an.

Hinzu kommt, dass betroffene Kinder oft sich selbst die Verantwortung für Schwierigkeiten geben oder dass

Eltern oft unbewusst, manchmal aber auch bewusst, den Kindern die Schuld für ihr Verhalten zuschreiben: »Mama hat dich gehauen, weil du böse warst. Wenn du das noch mal machst, hat Mama dich nicht mehr lieb. Und auch sonst wird dich niemand lieb haben, wenn du immer so böse bist.« So werden bei körperlichem und sexuellem Missbrauch, aber auch bei emotionaler Vernachlässigung schon in der Kindheit Schuldgefühle, Scham, Selbstzweifel und Versagensängste geschürt und die Beziehungsfähigkeit der betroffenen Kinder nachhaltig gestört. Außerdem wird den Kindern oft vermittelt, dass nichts, was in der Familie geschieht, nach außen dringen darf, was bis ins Erwachsenenalter zu einem Misstrauen gegenüber anderen, fremden Menschen führen kann.

Kinder, die von schweren Misshandlungen betroffen sind, haben ein deutlich erhöhtes Risiko, an Depressionen, Angststörungen, Psychosen oder an einer Bipolaren Störung zu erkranken, vor allem wenn eine genetische Veranlagung besteht. Oft zeigen sich schon recht früh auffällige Verhaltensweisen, und im späten Teenageralter oder in den frühen Zwanzigern können sich dann psychische Störungen manifestieren.

Aktuell beschäftigt sich die Forschung sehr mit der Epigenetik. Hier wird untersucht, wie die Funktionsweise von Genen durch Umweltfaktoren wie zum Beispiel Stress beeinflusst wird. Die DNA selbst wird also nicht verändert, aber Gene können durch epigenetische Prozesse an- oder ausgeschaltet werden. Auch unser Verhalten wirkt sich auf die Epigenetik aus: Beispielsweise scheint Rauchen das Risiko für die Entstehung einer Bipolaren Störung deutlich zu erhöhen, wie in einer Studie der Uni Bonn mit 400.000 Teilnehmern gezeigt werden konnte.

Der akute Ausbruch einer Erkrankung lässt sich gut mit dem Vulnerabilitäts-Stress-Modell erklären. Unter Vulnerabilität beziehungsweise Verletzlichkeit versteht man die Anfälligkeit eines Individuums, an einer psychischen Störung zu erkranken. Dazu tragen die Genetik oder frühkindlicher Stress bei, aber auch körperliche Erkrankungen sowie Alkohol- oder Drogenmissbrauch. Wenn dann im Leben eine erhöhte Stressbelastung – etwa durch Trennung, Kündigung oder Verlust eines geliebten Menschen – auftritt, kann es zu akuten Krankheitsepisoden kommen. Auch eigentlich positive Ereignisse können Stress auslösen, häufig geschieht dies bei Heirat, Umzug oder der Geburt eines Kindes. Und auch Alltagsstress stellt einen Belastungsfaktor dar, also zu hohe oder zu niedrige berufliche Anforderungen, Großstadtlärm oder ständige Konflikte mit Nachbarn oder dem Vermieter. Wird dann ein kritischer Wert überschritten, kommt es zur Entstehung einer Krankheitsepisode.

Je niedriger die individuelle Vulnerabilität ist, desto mehr Stress kann der betreffende Mensch verkraften. Besteht aber bereits eine hohe Vulnerabilität, können schon kleinere Belastungen zum Ausbruch einer psychischen Erkrankung führen.

Allerdings lässt sich die eigene Vulnerabilität durchaus positiv durch Ressourcen und Stressbewältigungsfertigkeiten beeinflussen. Bei mir selbst ist es so, dass ich gut für mich sorgen muss und Dinge, die zur weiteren Erhöhung meiner Vulnerabilität beitragen, vermeiden sollte – so kann ich das Risiko erneuter Erkrankungsphasen senken. Bei mir und vielen anderen Bipolaren wird das vor allem durch die regelmäßige Einnahme von Medikamenten oder durch einen ausgewogenen Schlaf-wach-Rhythmus gewährleistet. Auch der Verzicht auf übermäßigen Alkoholgenuss oder Drogen trägt zu einer Verringerung der eigenen Vulnerabilität bei.

Überleben

Pearl Jam: Alive

1998 zog ich aus meinem Elternhaus aus, um mein Medizinstudium in Freiburg zu beginnen.

Ich machte mein Abitur mit einem Schnitt von 1,1. Ich war natürlich nicht zufrieden. Nur ein Rohpunkt hatte mir zu 1,0 gefehlt. Außerdem gab es einen Mitschüler, der das geschafft hatte, der also besser war als ich. Der Perfektionismus hatte mich schon damals, im Alter von 19 Jahren, fest im Griff. Ich war extrem ehrgeizig, und dass ich mit dem Abiturpreis meines Gymnasiums ausgezeichnet und kurze Zeit später in die Studienstiftung des Deutschen Volkes, eine Hochbegabtenförderung, aufgenommen wurde, tröstete mich nur bedingt.

Die Zeit nach dem Abi habe ich als eine der freiesten in meinem Leben in Erinnerung. Ich testete viel aus, feierte ausgelassen und genoss es, tun und lassen zu können, was ich wollte. Ob ich damals schon bipolare Phasen hatte? Das ist im Rückblick tatsächlich schwer zu beurteilen. Ich habe aber schon Erinnerungen an Ereignisse, in denen ich sehr wild und auch ein bisschen verrückt war, oder an Tage, an denen ich mich am liebsten ins Bett verkrochen hätte. Stimmungsschwankungen kannte ich also durchaus.

Was ich aber im Frühjahr 2004 erlebte, war anders. Ich war mit meinem Medizinstudium so weit fertig, fast alle Klausuren waren erfolgreich geschrieben, und es fehlten nur noch das Praktische Jahr und im Anschluss das dritte Staatsexamen, um alles abzuschließen. Bevor ich aber mit meinem Tertial in Innerer Medizin in Adelaide in Australien starten wollte (ich hatte dafür ein begehrtes Stipendium meiner Universität erhalten), hatte ich mir noch die Erledigung meiner Doktorarbeit vorgenommen. Mein ursprüngliches Projekt im Bereich Medizingeschichte, nämlich die Entwicklung der Aidshilfe in Deutschland darzustellen, hatte sich als nicht realisierbar erwiesen. Zu umfangreich, zu komplex, und letztlich war es für mich mit meinem Medizinstudium auch zu schwierig, die Anforderungen einer geisteswissenschaftlichen Arbeit zu erfüllen. Ich brauchte nun also etwas, das schnell abzuhandeln war und mich trotzdem interessierte.

Über eine Freundin landete ich bei einem Projekt in der Psychiatrie. Es ging darum, eine App für bipolare Menschen zu entwickeln, mit dem Ziel, die Regelmäßigkeit ihres Tagesablaufs zu optimieren. Dies sollte sich regulierend auf ihre biologische innere Uhr auswirken und so zur einer Reduktion von Krankheitsphasen führen. Das Thema interessierte mich sehr. Von Computern hatte ich allerdings überhaupt keine Ahnung. Die App wurde auf einem Handspring Treo installiert, so einer Art erstem Smartphone. Die Probanden sollten ihre Daten täglich eingeben, ich wertete sie dann einmal pro Woche aus. Ziel war es, einen ersten Prototyp der App zu testen und zu optimieren. Die technische Durchführung lief über eine Computerfirma, deren Miteigentümer mein Betreuer war.

Jedem, der sich nur einigermaßen mit solchen Dingen beschäftigte, wäre vermutlich sofort klar gewesen, dass es bei einem solchen Projekt dazugehört, dass Dinge nicht funktionieren. Für mich war dieser Punkt aber sehr schwierig. Schließlich wollte ich mit meinem Ehrgeiz immer alles perfekt haben. Hinzu kam, dass ich auf einmal keinen geregelten Tagesablauf mehr hatte und durch den Wegfall der Vorlesungen und Seminare auch viel weniger Kontakte. Alles wurde plötzlich unglaublich schwer, ich verbrachte mehr und mehr Zeit im Bett und drückte ständig die Snooze-Taste des Weckers. Erst als es gar nicht mehr zu verhindern war, verließ ich das Bett, wobei ich mich schon nach dem kurzen Weg ins Badezimmer erschöpft und erschlagen fühlte. Dabei hatte ich mir für den Vormittag meist viel vorgenommen: Studien für die Doktorarbeit lesen, aufräumen, das Chaos in der Küche beseitigen.

Aber ich schaffte es nur noch, das Allerwichtigste zu erledigen, was bei mir natürlich Schuldgefühle verursachte. Ich ging nicht ans Telefon, wenn es klingelte, hatte keinen Appetit und weinte viel. Für meinen Freund Florian, der seit Herbst 2001 auch in Freiburg lebte, war das schwierig, denn ich bin eigentlich jemand, der immer etwas zu tun hat. Als wir zusammenkamen, war er gerade 22, ich 21 Jahre alt. Ich hatte ihn während meiner Schulzeit in einem autonomen Jugendtreff kennengelernt, über einen gemeinsamen Freund. Es dauerte ein bisschen, bis wir uns ineinander verliebten. Es war anders als bei den anderen. Eher langsam, weniger aufgeregt und weniger stürmisch. Irgendwie kam es immer mal wieder dazu, dass wir uns mit den Händen des jeweils anderen beschäftigten. Er hatte diese faszinierend schönen Hände, diese langen feingliedrigen Finger. Florian war ein feiner Mensch. Mit viel Offenheit für Kunst, Fotografie und Philosophie. Er besuchte mich spontan in Freiburg, und wir hatten eine wunderbare Zeit zusammen. Wir hörten seine Maria-Callas-CDs und gingen zusammen in Museen. Und zusammen tanzen. Langsam eroberte er mein Herz, und schließlich wurden wir ein Paar. Sechs Monate später zog er nach Freiburg in eine WG, weil wir beide nicht mehr in einer Fernbeziehung leben wollten. Meine aktuelle Verfassung überforderte ihn allerdings.

Normalerweise war ich in unserer Beziehung die Aktive und die Antreiberin. Schließlich waren meine eigenen inneren Antreiber immer am Schreien. Jetzt machte mir alles Angst, und es war schon zu viel für mich, einkaufen zu gehen. Gefühlt stundenlang stand ich vor dem Supermarktregal, unfähig, mich für eine Margarine zu entscheiden. Ich konnte nicht mehr allein sein und klammerte mich an Florian, überzeugt davon, dass meine Doktorarbeit scheitern würde. Wie sollte ich diese Niederlage verkraften? Versagerin. Ich lag mitten am Tag im Bett, war von allem überfordert. Mal wieder dachte ich, dass ich allen nur etwas vormachte, dass es nur Glück gewesen war, dass ich so weit gekommen war, dass ich viel zu doof war, um in der Studienstiftung zu sein, und wie es nur sein konnte, dass das niemand sah. Erst einige Jahre später begegnete mir der Begriff »Hochstapler-« oder »Impostor-Syndrom«, der genau diese Gedanken beschreibt: Trotz hoher Leistung im Beruf oder Studium erlebte ich mich als Versagerin, die das alles nur durch Zufall oder Glück erreicht hatte, was bestimmt bald entdeckt werden würde, und dann würden mich alle fallen lassen. Meine Pflichttermine schaffte ich trotzdem irgendwie (hier waren meine schreienden Antreiber mal wieder nützlich), aber bei den Terminen mit meinen Probanden, bei denen routinemäßig Fragebögen zur Erfassung der Stimmung eingesetzt wurden, war ich manchmal depressiver als sie. Schon verrückt, oder?

Irgendwann sprach mich eine Psychologin an, die am Projekt beteiligt war und mich bei der Statistik unterstützte. Wir saßen draußen an einem von Freiburgs berühmten Bächle, die Sonne schien vom wolkenlosen blauen Himmel, die Vögel zwitscherten munter, und um uns herum saßen lauter kleine Grüppchen von Studierenden, die den schönen Frühsommertag genossen. Stimmengewirr und Lachen lagen in der Luft. Es war einer dieser strahlenden Freiburgtage, die die Stadt so beliebt machten. Wir aßen zusammen zu Mittag, beziehungsweise sie aß, während ich nur in meinem Salat herumstocherte.

»Sag mal, Astrid, ist alles okay mit dir?« Sie schaute mich mit diesem forschenden Blick an, der für viele Psychologen typisch ist und den ich selbst auch ganz gut draufhabe. Fragend, empathisch, als ob sie direkt in mich hineinsehen könnte.

»Ja«, sagte ich und wich ihrem Blick aus.

»Du wirkst müde«, sagte sie einfühlsam, »schläfst du schlecht?«

»Nicht wirklich«, versuchte ich auszuweichen.

Doch sie hakte nach: »Was heißt ›nicht wirklich‹?«

»Ich wache morgens zu früh auf«, antwortete ich zögernd.

»Wie viel zu früh?«

»So ein, zwei Stunden.«

»Isst du genug?«, fragte sie.

»Nee, will abnehmen.«

Schon wieder dieser Blick. Nun, sie wusste, wie man den einsetzte. »Okay, ich habe keinen Appetit.«

»Und wie fühlst du dich?«

Da fing ich an zu weinen, und meine mühsam aufrechterhaltene Fassade zerbröckelte unter ihrer Fürsorglichkeit.

»Es ist okay. Lass es raus.«

Aber ich versuchte, mich schnell wieder zusammenzureißen. Bloß keine Schwäche zeigen. Was sollte sie von mir denken?

»Astrid, du weißt, dass du depressiv bist, oder?«

Wusste ich es? Keine Ahnung. Zumindest hatte ich es bisher noch nicht zugelassen, diese Möglichkeit ernsthaft für mich in Betracht zu ziehen. Ich hatte gehofft, das würde einfach vorbeigehen, so wie sonst auch immer, wenn ich mich nur zusammenriss und mich mehr anstrengte.

»Du solltest zum Arzt gehen. Oder frag Jens, ob er dir helfen kann.« Jens war mein Doktorvater.

»Auf keinen Fall. Der darf das nicht wissen.« Scham überflutete mich.

»Wieso nicht?«

Ja, wieso eigentlich nicht? Weil ich mich dafür schämte, dass ich nicht einwandfrei funktionierte. Ich wollte nicht, dass er das wusste. Dass ich eine Versagerin war. Dass ich nicht stark genug war. Dass ich mich anstellte. Aber Jens war Psychiater, also jemand, der wusste, dass Depressionen eine Krankheit sind und kein Zeichen persönlicher Schwäche. Und doch hatte ich Sorge, dass er mich für den ärztlichen Beruf als ungeeignet einstufen würde. Dabei sind Ärzte und Medizinstudierende deutlich häufiger von Depressionen betroffen als die durchschnittliche Bevölkerung. »Ich will nicht, dass er das weiß.«

»Aber er könnte dir helfen«, sagte sie und sah mich wieder mit diesem empathischen, fürsorglichen Blick an.

»Nein. Versprich mir, dass du das niemandem sagst. Bitte!« Als hätte ich ein Verbrechen begangen. Das Verbrechen, an einer Depression erkrankt zu sein.

»Okay, wenn du meinst«, sagte sie vorsichtig, und es war klar, dass sie von dieser Strategie nicht überzeugt war. »Aber dann geh wenigstens zum Arzt.«

»Ja«, sagte ich, obwohl ich jetzt schon wusste, dass ich das nicht tun würde. Ich musste diese Situation allein lösen. Ich wollte niemand Fremden gegenüber äußern, dass ich unfähig war, mein Leben auf die Reihe zu kriegen.

Es war beschämend genug, mich damit zurechtfinden, dass ich offensichtlich eine Depression hatte, die so deutlich war, dass mein Umfeld sie bemerkte. Ich musste also dringend an meiner Fassade arbeiten. Nicht auszudenken, was wäre, wenn noch mehr Leute Anzeichen sähen. Wie peinlich. Zu diesem Zeitpunkt trainierte ich mir mein Masken-Lächeln an: ein Lächeln, nicht zu breit, aber auch nicht zu schmal, das nach außen signalisieren sollte, dass mit mir alles in Ordnung war. Das funktionierte überraschend gut. Nicht bei den Menschen, die mich wirklich kannten, aber zum Beispiel am Arbeitsplatz. Ich knipste das Lächeln an wie einen Schalter, wenn ich unter Menschen war. Es war auch so etwas wie eine Rüstung, mit der ich mich schützen konnte. Vor Nachfragen. Vor Mitgefühl. Davor, mir selbst und anderen eingestehen zu müssen, wie schlecht es mir wirklich ging.

Aber was sollte ich jetzt machen? Ein Arzt oder Psychotherapeut kam nicht infrage. Das Einzige, was mir einfiel, war Johanniskraut. Ein natürliches Antidepressivum. Nicht wirksam in der Dosierung aus dem Drogeriemarkt, aber wirksam in der in Apotheken verkauften Medikamentenform. Und dafür brauchte ich kein Rezept. Ich ging also in die Apotheke und kaufte mir Laif. Die Nebenwirkungen wie Wechselwirkungen mit anderen Medikamenten in der Leber (unter anderem beschleunigter Abbau der Hormone in der Pille) oder erhöhte Empfindlichkeit gegen Licht, was bis hin zu Verbrennungen führen kann, nahm ich hin. Besser, als mich mit meiner Depression zu outen.

Überraschenderweise ging es mir tatsächlich schnell besser. Mein Antrieb und der Appetit kamen zurück, und auch die Termine für die Doktorarbeit fielen mir wieder leichter. Zwar kam ich mit der schriftlichen Ausarbeitung nicht annähernd so weit, wie ich es mir bis zum Abflug nach Australien eigentlich vorgenommen hatte. Aber es war für mich keine lebensentscheidende Frage mehr. Ich hatte also meine erste depressive Phase überwunden, ohne dass ich die Hilfe von Ärzten oder Therapeuten gebraucht hätte. Vielleicht hatte ich mich ja doch nur angestellt. Ich schaffte es also schnell, die ganze Situation anders zu bewerten und meine Symptome zu bagatellisieren. Ich war eben nur ein bisschen gestresst gewesen. Nichts, was ich besonders ernst nehmen müsste.

Im Nachhinein und mit Abstand betrachtet bewerte ich diese Phase ganz anders, nämlich als den Beginn meiner Bipolaren Störung. Zwar hatte ich bereits in meiner Kindheit Stimmungsschwankungen gehabt, aber nie in diesem Schweregrad und in dieser Ausprägung. Seitdem wurden Stimmungsschwankungen und hypomanische oder leicht depressive Phasen zu meinen ständigen Begleitern. Es wurde für mich zur Normalität, dass ich im Winter leicht depressiv und im Sommer etwas zu gut drauf war, zu wenig schlief, zu viel redete, zu häufig unterwegs war, alles typische Symptome einer Hypomanie. Die Hypomanie ist eine abgeschwächte Form der Manie und geht mit einer leicht gehobenen Stimmung, gesteigerter Aktivität, einem Gefühl des Wohlbefindens und gesteigerter Produktivität einher. Im Gegensatz zur Manie kommt es aber nicht zu einem Verlust der Realität, zu sozialer Ablehnung oder zur Berufsunfähigkeit. Ganz im Gegenteil: Betroffene erleben sich oft als besonders leistungsfähig.

Stimmungsmäßig waren die vier Monate in Australien eine gute Zeit. Obwohl ich eigentlich dort war, um mein Pflichttertial in Innerer Medizin – also das erste Drittel meines Praktischen Jahres – zu absolvieren, reiste ich viel herum. Bei meinen Touren schlief ich, wann immer es möglich war, unter freiem Himmel. Es war überwältigend und der australische Sternenhimmel mit nichts vergleichbar, was ich zuvor gesehen hatte. Ich fühlte mich so frei. Dieser Sternenhimmel mit der klar zu sehenden Milchstraße hat Erinnerungsbilder in mir hinterlassen, die auch heute noch ein Gefühl der Freiheit in mir auslösen. Ich habe mich als Teil eines Ganzen gefühlt. Auch die Geschichte der Aborigines berührte mich, ihre Verbundenheit mit der Natur und der Erde. Ich spürte eine mystische Energie – auch wenn das vielleicht kitschig klingt. Florian meinte später, im Rückblick komme es ihm manchmal so vor, als sei ich die ganze Zeit in Australien hypomanisch gewesen. Vielleicht war das so. Nach der Depression zuvor hatte ich das Gefühl, wieder lebendig zu sein. Und außerdem: Ist nicht ganz Australien irgendwie hypomanisch? Sonne, Strand, Surfen, Lebensfreude, viel feiern, wenig schlafen? War das dort nicht normal?

Zurück in Freiburg trat ich mein Wunschtertial in der Psychiatrie an. Bei Jens, meinem Doktorvater, auf der Station für affektive Störungen und Angststörungen. Ich behandelte also vor allem Menschen mit Depressionen. Und es gelang mir ganz gut. Sicher auch deshalb, weil ich nachvollziehen konnte, worunter sie litten: Selbstzweifel, Versagens- und Schuldgefühle, fehlende Energie, selbst für alltägliche Dinge. Ich hängte mich richtig rein und lernte viel. Schon bald bekam ich positives Feedback, was für mich immer sehr wichtig war. Ich begann zu erahnen, dass es auch ein Vorteil sein könnte, selbst erlebt zu haben, wovon meine Patienten berichteten.

Doch dann näherte sich der Winter, und ich wechselte auf die geschlossene Aufnahmestation. Und die depressiven Symptome, die ich nie wieder hatte haben wollen, kehrten zurück. Das ist für manche Depressionsarten typisch: Sie treten vermehrt im Herbst und Winter auf. Bei mir wurde das zu einer Regelmäßigkeit: Die Stimmungslage änderte sich mit den Jahreszeiten. Ich setzte also mein Depressions-Masken-Lächeln auf und versuchte, mich unsichtbar zu machen. Ich verschwand oft zum Rauchen und erlebte zum ersten Mal bewusst, wie sich Derealisation anfühlt. Derealisation bedeutet, dass man seine Umwelt nicht mehr richtig wahrnimmt, sondern mehr wie in einem Film erlebt. Dass man von der Wirklichkeit abgespalten ist. Es machte mir Angst. Ich nahm die Welt nur wie durch Nebel wahr, um mich herum war eine Wand, die niemand durchdringen konnte. Morgens war es besonders schlimm, und ich, die sonst immer vor dem Wecker aufstand, musste mich aus dem Bett quälen. Ab mittags ging es etwas besser, sodass es mir noch gelang, die geforderte Leistung zu bringen. Dieses Morgentief ist typisch bei Depressionen: Morgens sind die Symptome oft am schlimmsten. Gegen Nachmittag und Abend wird es dann besser, manchmal sogar so gut, dass man sich gar nicht mehr depressiv fühlt. Und dann geht man hoffnungsvoll ins Bett und wacht am Morgen auf, und die Depression ist wieder da.

Die Unterschiede zwischen meinem normalen und meinem depressiven Ich sind enorm. Normalerweise habe ich immer etwas zu tun, knüpfe schnell Kontakte, organisiere die Treffen in meinem Freundeskreis und komme schnell mit anderen

Menschen ins Gespräch. Wenn dann noch etwas Hypomanie ins Spiel kommt, bin ich der Star jeder Party. Das hat sich über die Jahre zwar etwas gelegt, aber ich bin auch weiterhin eine sehr aktive Person, die sich nur wenig Pausen gönnt.

Wenn ich depressiv bin, ist davon nichts mehr übrig. Ich versuche, den Kontakt mit anderen zu meiden, verbringe die meiste Zeit im Bett, esse nur, wenn es sein muss, und versuche, das Allernötigste irgendwie hinzubekommen. Im Praktischen Jahr, dem letzten Jahr des Medizinstudiums, war das besonders schwierig, weil keine Krankheitstage vorgesehen sind. Fällt man aus, müssen die Tage nachgeholt werden, und das führt dann schnell dazu, dass ein ganzes Tertial angehängt werden muss und sich der Abschluss des Medizinstudiums nach hinten verschiebt. Das war für mich keine Option, weil ich endlich finanziell unabhängig sein wollte. Und obwohl ich inzwischen einige Menschen mit Depressionen behandelt hatte, denen ich niemals unterstellt hätte, dass sie sich nur zusammenreißen und mehr anstrengen müssten, kamen bezüglich meiner eigenen Erkrankung solche Gedanken immer wieder auf.

Irgendwie schaffte ich es trotz dieser extremen Stimmungsschwankungen, das Praktische Jahr erfolgreich zu beenden. Nach 13 Semestern Studienzeit schloss ich mein Medizinstudium mit einem Notenschnitt von 1,66 ab. Natürlich war ich damit nicht zufrieden, gern hätte ich ein »Sehr gut« statt nur ein »Gut« auf meinem Abschlusszeugnis gehabt. Eine Arbeitsstelle hatte ich bereits gefunden: Ich würde am 1. Juli 2005 in der Uniklinik Aachen meine Ausbildung zur Assistenzärztin für Psychiatrie und Psychotherapie beginnen. Ich freute mich auf meinen Arbeitsbeginn und den endgültigen Start in ein autonomes Leben. Außerdem kam Florian mit mir, und zum ersten Mal würden wir gemeinsam in einer Wohnung leben.

Aber mein Optimismus sollte bald gedämpft werden. Nach den ersten Wochen dachte ich eigentlich, ich würde meine Arbeit ganz gut machen. Aber ich hatte auch immer das Gefühl, die Erwartungen meines Chefs nicht zu erfüllen, und ich fürchtete mich vor den Visiten auf seiner Privatstation. Nach sechs Wochen bestellte er mich zu sich ein. Eigentlich hatte ich gehofft, Lob für den in meinen Augen ganz gelungenen Einstand zu erhalten. Es sollte anders kommen: »Frau Freisen, wie lange sind Sie jetzt bei uns?«

»Sechs Wochen etwa.«

»Und Sie forschen immer noch nicht. Das hatten wir uns aber anders vorgestellt.«

Eine Welle von Scham erfasste mich, wie immer, wenn ich Anforderungen, die Autoritätspersonen an mich stellten, nicht erfüllte. Am liebsten wäre ich im Erdboden versunken. Ich musste mich mehr anstrengen. Ich musste besser werden. Ich hatte versagt – mal wieder. Sofort fing ich an, mit allen Forschungsgruppen Kontakt aufzunehmen, was dazu führte, dass ich mich noch minderwertiger fühlte, weil ich die Forschungsprojekte nicht sofort verstand. Während die Kollegen mir versicherten, dass ich meinen Chef diesbezüglich nicht so ernst zu nehmen bräuchte und dass das einfach seine Art sei, hatte er bei mir dadurch den Panikmodus ausgelöst. Ich musste mehr leisten und noch mehr arbeiten.

Der Anfang in der Medizin ist für die meisten Ärzte sehr belastend. Auf einmal hat man selbst die Verantwortung für Patienten und ist nicht mehr nur der Studierende. So viele

Fragen, so viele Entscheidungen und häufig keine Möglichkeit, Rücksprache zu halten. Dieser Druck ist für Neulinge im Arztberuf oft immens. Ich hatte zu Beginn ständig das Gefühl, etwas Wichtiges vergessen zu haben, und nahm die Probleme meiner Patienten mit nach Hause. Häufig wachte ich nachts auf. Ich hatte einen Block neben mir liegen, auf dem ich Dinge notierte, die ich am nächsten Tag unbedingt machen musste. Schon die klinische Arbeit forderte mich sehr, was absolut nichts Ungewöhnliches ist. Nun kam der Druck, sofort in die Forschung einsteigen zu müssen, noch dazu. Ich nahm mit verschiedenen Professoren Kontakt auf, auch wenn es mir eigentlich viel zu viel war.

Hinzu kamen die ersten Nachtdienste. Das große, anonyme Krankenhaus erinnerte mit seinen 6.600 Zimmern an eine Fabrik und war nachts so gruselig. Die leeren Flure, die Stockwerke, die alle gleich aussahen, die merkwürdig schrille Farbgebung in Orange und Grün. Immer wieder verlief ich mich, ein Gang endete plötzlich an einer verschlossenen Tür, ein Aufzug fuhr nicht weiter. Ich musste zum ersten Mal allein Entscheidungen treffen, die schwerwiegende Folgen haben konnten. Wen konnte ich entlassen? Wer musste bleiben, gegebenenfalls auch gegen seinen Willen? Zwar gab es einen Hintergrunddienst, also einen Facharzt, der telefonisch erreichbar war, aber trotzdem wog die Verantwortung schwer. Vor Ort war ich allein. Musste über Fixierungen entscheiden und Medikamente gegen den Willen der Patienten als Injektionen verabreichen. Richtig vorbereitet darauf war ich nicht, und so passierten natürlich auch Fehler, die mich sehr belasteten, da ich ja nichts falsch machen wollte und durfte. Ich fühlte mich wenig geschützt und unterstützt. Ich sollte funktionieren und alles richtig machen. Ich war Anfängerin, 26 Jahre alt. Wie machten das die anderen? Warum waren die so viel besser als ich?

Unter Ärzten wird wenig darüber gesprochen, wie schwierig die ersten Jahre sind. Wie oft man alleingelassen wird mit schwierigen Entscheidungen. Die heutigen jungen Ärzte scheinen ihre Anliegen besser zu vertreten. Sie stimmen mit den Füßen ab, wenn die Arbeitsbedingungen an den Klinken nicht stimmen. Und das ist gut so. Damals, 2005, war das noch anders. Als Ärztin an einer Uniklinik hatte ich zu funktionieren – sowohl in der Patientenversorgung als auch in der Forschung, wobei die Forschung meinem Eindruck nach das Wichtigere war. Obwohl ich unter den dortigen Bedingungen litt, kam ich überhaupt nicht auf die Idee, mich woanders zu bewerben. Ich musste mich einfach mehr anstrengen. Ich musste das hinbekommen. Scheitern war keine Option. Meine Arbeitstage wurden länger und länger, und die Nacht- und Wochenenddienste taten ihr Übriges. Immer öfter kam ich weinend nach Hause, immer mit dem Gefühl, nicht gut genug zu sein und versagt zu haben. Mein Stresslevel stieg rasch an, während die psychischen Reserven rapide schwanden. Trotzdem gelang es mir nicht, die Reißleine zu ziehen und für die dringend benötigte Entlastung zu sorgen. Stattdessen schlitterte ich weiter und weiter Richtung Katastrophe.

Frühwarnzeichen einer Depression

Schwere depressive oder manische Krankheitsphasen beginnen in der Regel nicht von jetzt auf gleich. Sie entwickeln sich oft über Tage bis Wochen, bevor dann alle Krankheitssymptome voll ausgeprägt vorhanden sind. Als Betroffener ist es wichtig, die eigenen Frühwarnzeichen gut zu kennen, denn dann besteht die Chance, der Erkrankung entgegenzuwirken und das Abdriften in schlimme Phasen zu verhindern. In der Behandlung von Menschen mit psychischen Erkrankungen ist es deshalb essenziell, die eigenen Frühwarnzeichen herauszufinden und Gegenmaßnahmen zu entwickeln. Das erfolgt zum Beispiel im Rahmen eines Krisenplans, der genau beschreibt, welche Maßnahmen bei welchen Symptomen durchgeführt werden.

Meine ersten Frühwarnzeichen für eine Depression sind, dass ich private E-Mails oder WhatsApp-Nachrichten nicht mehr beantworte und nicht mehr ans Telefon gehe. Dass ich Abende lieber passiv vorm Fernseher verbringe, anstatt ins Fitnessstudio zu gehen oder mich mit Freunden zu treffen. Zu dem Zeitpunkt bekomme ich meine Arbeit gerade noch hin, aber nach Feierabend geht nichts mehr. In meinem Krisenplan steht dazu, dass ich in so einer Phase dem sozialen Rückzug entgegenwirken und deshalb trotz Lustlosigkeit einfache Aktivitäten planen sollte, zum Beispiel einen kleinen Spaziergang - anstatt zwei Stunden im Fitnessstudio. Oder Kaffeetrinken bei einer Freundin statt einer wilden Party.

Als nächstes Frühwarnzeichen kommen Konzentrationsstörungen dazu. Ich bin eine leidenschaftliche Leserin, aber wenn ich depressiv werde, kann ich der Handlung nicht mehr folgen, weil ich mich nicht mehr fokussieren kann. Und dann kann ich keine Arztbriefe mehr schreiben, weil die Konzentration nicht mehr dazu ausreicht, komplizierte Behandlungsverläufe zusammenzufassen. Das ist der Punkt, an dem ich mich krankschreiben lasse, um nicht in eine ernste Depression abzugleiten.

Natürlich sind auch andere Frühwarnzeichen möglich. Meine Patienten berichten mir häufig von körperlichen Beschwerden wie Kopf- oder Rückenschmerzen. Einschlafstörungen sind bei vielen Menschen mit Depressionen das erste Symptom. Oder im Gegenteil: Sie kommen gar nicht mehr aus dem Bett. Viele Menschen erzählen auch, dass sie sehr empfindlich seien. Während Frauen dann eher viel weinen, werden Männer manchmal aggressiv und abweisend. Andere bemerken als Erstes eine Abnahme der sexuellen Lust.

So individuell die Frühwarnzeichen sind, so ähnlich sind oft die Bewältigungsmaßnahmen: Belastungen reduzieren, aber trotzdem aktiv bleiben und sich nicht komplett isolieren. Gerade das stellt mich und viele meiner Patienten oft vor einen Gewissenskonflikt: Darf ich mich krankschreiben lassen und trotzdem in den Park, zum Schwimmen oder ins Museum gehen? Definitiv ja. Ich muss sogar, wenn ich nicht möchte, dass die Depression sich weiter verstärkt. Inzwischen gibt es auch Gerichtsentscheidungen, die bestätigen, dass alle Aktivitäten erlaubt sind, die der Genesung dienen. Sich zu Hause abzuschotten, aus Angst, von Kollegen gesehen zu werden, gehört sicher nicht dazu.

Zerbrochen

Sting: Fragile

Es muss etwa Anfang 2006 gewesen sein, als ich merkte, dass mit mir etwas nicht stimmte. Ich erinnere mich noch daran, wie ich unter der warmen Dusche stand und auf einmal meine Hände und meine Beine kribbelten. So ungefähr, wie wenn einem ein Fuß einschläft, weil man doof darauf gesessen hat, nur viel heftiger. Es hielt an, solang ich duschte, und ging dann wieder weg. Ich war eher irritiert als beunruhigt und beschloss, es nicht weiter zu beachten. Aber es trat am nächsten Tag wieder auf und blieb auch nach der Dusche. Wie ein elektrischer Strom in meinem Körper. Bald war es den ganzen Tag da.

Und es kamen noch andere Symptome dazu: Es fühlte sich an, als sei um meinen Brustkorb ein Metallring gespannt. Das war schmerzhaft. Ich musste immer an den Kutscher Heinrich aus dem *Froschkönig* denken, der eiserne Fesseln um sein Herz gespannt hat – genauso fühlte ich mich. Aber wie die psychischen spielte ich auch die körperlichen Symptome vor mir selbst herunter. Das ist bestimmt psychosomatisch, kein Wunder bei dem ganzen Stress. Außerdem kannst du ja laufen und auch alles andere normal bewegen. Das ist bestimmt nichts. Eher halbherzig machte ich einen Termin bei einem Neurologen, vereinbarte ihn aber für die Zeit nach einem wissenschaftlichen Kongress, den ich unbedingt besuchen wollte. Ich konnte doch unmöglich einen Kongress absagen, nur wegen ein bisschen Kribbeln. Funktionieren, keine Schwäche zeigen, darauf kommt es schließlich an.

Als ich nach Feierabend zum Arzt ging, dachte ich mir auch nicht groß etwas dabei. Der Neurologe untersuchte mich. Meine Motorik war in Ordnung, ich konnte alles bewegen. Die Reflexe am Bein waren ein bisschen stärker als sonst, das schrieb ich der Aufregung zu. Aber dann testete er die Sensibilität und bewegte ein kleines Nadelrad über meine Beine. Und ich spürte nichts. Ich fühlte auch nichts, als er mit dem Finger Zahlen auf meine Beine schrieb, die man normalerweise durch die Wahrnehmung des Druckes erkennen kann. Ich erkannte nichts. Das machte mir zwar Angst, aber ich suchte immer noch nach einfachen Erklärungen. Er schlug mir vor, lieber ein MRT vom Kopf zu machen und vereinbarte selbst einen Termin, damit es schneller ging.

Überzeugt davon, dass dabei sowieso nichts herauskommen würde, ging ich kurze Zeit später zum MRT-Termin. Nach der Untersuchung rief mich der Neuroradiologe zu sich: »Also, Frau Freisen, auf Ihren Aufnahmen sehen wir sehr typische Entmarkungsherde, vor allem supratentoriell. Es besteht der starke Verdacht auf MS. Aber das haben Sie sich sicher eh schon gedacht, schließlich sind Sie vom Fach.«

»MS?«

»Ja. Sie haben ja auch sehr typische Symptome. Reden Sie mit Ihrem Neurologen. Der wird Sie sicher in die Klinik überweisen.«

Mir zog es den Boden unter den Füßen weg. Nein, ich hatte mir das nicht gedacht. Ich hatte gedacht, ich sei nur gestresst. Ich hatte gedacht, ein paar Tage freinehmen und dann wäre alles wieder okay. Eine lebenslange chronische Erkrankung war mir nicht in den Sinn gekommen. Ich war geschockt. Blackout.

Irgendwie schaffte ich es aus der Praxis, bevor ich weinend zusammenbrach. MS. Eine Krankheit, die mich nun für immer begleiten würde. Schmerzen, eingeschränkte Bewegungsfähigkeit, Schwierigkeiten mit der Blasenkontrolle ... Alles, was ich mir vom Leben gewünscht hatte, schien auf einmal nicht mehr erreichbar zu sein. Passend dazu verstärkten sich meine Symptome. Das passiert bei MS unter Anspannung oft, erschien mir aber damals aber als untrügliches Zeichen dafür, dass nichts mehr normal sein würde. Schluchzend rief ich Florian an. Ich weinte so sehr, dass ich kaum sprechen konnte. »Hol mich ab.« Zu mehr war ich nicht in der Lage.

Mein Zustand schockierte Florian so sehr, dass er später fast erleichtert war, dass es »nur MS« war. Er hatte gedacht, dass ich einen Hirntumor oder so haben müsste, weil meine Reaktion so heftig war. Aber in dem Moment war es wie ein Todesurteil für mich – ein Todesurteil für das Leben, das ich mir gewünscht und erhofft hatte. Alles schien in sich zusammenzubrechen. Ich fühlte mich so verletzbar. So schwach. Fuck, ich war 27. Ich dachte an Familie, Karriere, Reisen, Erleben ... und nicht an MS.

Sofort kam mir die Mutter einer engen Freundin in den Sinn, die in einem ähnlichen Alter auch an MS erkrankt war. Obwohl sie insgesamt einen relativ leichten Verlauf hatte, beeinflusste ihre Erkrankung ihr Leben doch sehr. Ich wollte keine Probleme beim Gehen haben oder ständig zur Toilette müssen oder die Kontrolle über meine Blase sogar ganz verlieren. Ich wollte nicht täglich Sprechübungen machen müssen, damit ich verständlich bleibe. Und vor allem wollte ich weder für Florian noch für meine zukünftige Familie eine Belastung sein, weil ich nicht mehr normal funktionierte.

All das ging mir nun durch den Kopf. Ich hatte doch selbst immer davon geträumt, Kinder zu haben. Aber mit MS würde das viel schwerer werden. Florian versuchte, mir meine Ängste zu nehmen, und machte mir sogar einen Heiratsantrag, als ich zur Behandlung im Krankenhaus war. Aber es war einfach alles zu viel für mich.

Die Multiple Sklerose oder kurz MS ist eine Nervenerkrankung, von der in Deutschland etwa 240.000 Menschen betroffen sind, Frauen rund dreimal häufiger als Männer, und die meisten erkranken im jungen Erwachsenenalter. Es handelt sich um eine Autoimmunerkrankung, bei der körpereigene Abwehrzellen Nervenfasern, die sie umgebenden Myelinscheiden und Nervenzellen angreifen, sowohl im Gehirn als auch im Rückenmark. MS verläuft meist in Schüben, das heißt, Symptome treten gehäuft auf und können sich vor allem bei Erkrankungsbeginn auch wieder komplett zurückbilden. Schreitet die Krankheit weiter fort, wird dies unwahrscheinlicher, Symptome bleiben dann nach dem jeweiligen Schub bestehen, oder körperliche Einschränkungen verschlimmern sich. Weil die durch MS hervorgerufenen Beeinträchtigungen so vielfältig sind, wird sie auch die »Erkrankung der tausend Gesichter« genannt. Neben Sensibilitätsstörungen, wie ich sie hatte, können Sehstörungen, Lähmungen, Blasenstörungen oder Spastiken auftreten. Auch eine erhöhte Ermüdbarkeit, verminderte Belastbarkeit und kognitive Störungen kommen bei Betroffenen vor. MS ist nicht heilbar, aber der Verlauf lässt sich durch Medikamente, die die Überaktivierung des Immunsystems verringern, positiv beeinflussen.

Die weitere Diagnostik und Behandlung wurden in meinem Fall rasch in Angriff genommen. Bereits kurz nach dem

MRT-Termin wurde ich stationär in die Uniklinik Aachen aufgenommen, um eine Lumbalpunktion, also die Entnahme von Nervenwasser im Rückenmarkskanal, Messungen der Nervenleitgeschwindigkeit und insbesondere Augenuntersuchungen zu machen sowie die Kortisontherapie zu beginnen. Es war Rosenmontag, und während um mich herum das ganze Rheinland tanzte und schunkelte, fühlte ich mich vom Leben betrogen. Der Gegensatz hätte nicht krasser sein können: Hier die pralle Fröhlichkeit und da ich, die ich nicht verzweifelter hätte sein können. Auf einmal war ich selbst Patientin in diesem Industriekomplex. Mir ging es richtig schlecht, körperlich wie psychisch, aber wie immer versuchte ich, mich zusammenzureißen. Ich wollte mir vor den Kollegen keine Blöße geben. Wollte als Ärztin wissenschaftlich objektiv an die Sache herangehen. Wollte mich nicht anstellen. Nur keine Emotionen zulassen. Ich glaube, bei der Lumbalpunktion, bei der mit einer langen Nadel zwischen die Wirbel gestochen wird, um an den Liquor, also die Wirbelsäulenflüssigkeit, zu gelangen, war die etwa gleichaltrige Kollegin nervöser als ich. Sobald aber die Ärzte oder Pflegekräfte mein Zimmer verlassen hatten, brach ich zusammen.

Florian war an meiner Seite und versicherte mir, er würde bei mir bleiben, egal was komme. Aber ich war einfach nur völlig überfordert. Ich wollte für ihn nicht diese Zukunft, bestehend aus Krankheit, Rollstuhl und Inkontinenzeinlagen.

Emotional war ich auf einer Achterbahnfahrt. Zu dem Schock über die Diagnose kam die Behandlung mit hoch dosiertem Kortison, fünf mal tausend Milligramm. Nebenwirkungen: Stimmungsschwankungen. Extreme Hochs, Tiefs und alles dazwischen. Dazu eine Steigerung des Blutzuckers bei gleichzeitigem Heißhunger. Tolle Kombination. Teilweise war ich superaufgedreht, und einige Momente später lag ich weinend im Krankenhausbett. Und versuchte trotz allem, mich zusammenzureißen. Schließlich befand ich mich an meinem Arbeitsplatz. Mit den Ärzten, die mich jetzt gerade behandelten, würde ich noch zusammenarbeiten. Natürlich besuchten mich auch viele Kollegen aus der psychiatrischen Abteilung. Sie versuchten, mich aufzuheitern und die Sache mit Humor zu nehmen, erzählten lustige Karnevalsgeschichten, um mich zum Lachen zu bringen. Erst wenn sie weg waren, erlaubte ich mir, um meine verlorene körperliche Gesundheit zu trauern.

Schon nach wenigen Tagen wurde ich entlassen, ohne dass die Symptome weg waren. Die Ärzte gaben mir ein paar Tabletten Kortison mit, um es langsam auszuschleichen, und eine Empfehlung für die weiterführende verlaufsmodifizierende Therapie mit Beta-Interferon, das es damals in verschiedenen Darreichungsformen gab: entweder täglich als Spritze unter die Haut oder einmal wöchentlich als Spritze in den Muskel. Ziel dieser Medikamente war es, neue MS-Schübe zu verhindern. Ich entschied mich für Avonex, weil es nur einmal in der Woche in den Oberschenkelmuskel gegeben werden musste. Indem ich mir die Spritze am Wochenende setzte, hoffte ich, unter der Woche keine Nebenwirkungen zu haben, damit ich weiterarbeiten konnte.

Ich hatte also diese Spritze mit der langen Nadel, die mich erschreckte. Ja, ich bin Ärztin, aber trotzdem kostete es mich echte Überwindung, die Nadel in meinen Oberschenkelmuskel zu rammen. Und es tat weh. Ich spritzte mich immer samstagabends, um eine möglichst lange Erholungsphase zu haben, bevor ich wieder arbeiten musste. Der Sonntag war dann gelaufen. Ich lag mit Kopf- und Gliederschmerzen im Bett. Mein Sozialleben wurde noch ausgedünnter. Das einzig Positive war, dass ich wegen der Erkrankung keine Nachtdienste mehr machen musste. Darum musste ich noch nicht einmal bitten, was ich wahrscheinlich auch nicht getan hätte.

Als ich nach Hause entlassen wurde, verschwand ich in unserem Bett. Ich fühlte mich immer noch schwach und erschöpft. Ich verschlang die Harry-Potter-Reihe, für die ich mich bei ihrem Erscheinen zu alt gefühlt hatte. Dabei träumte ich mich in Parallelwelten, identifizierte mich mit Hermine und versuchte, die Realität zu vergessen. Mich quälten immer noch die körperlichen Symptome, das Kribbeln und dieses Ringgefühl (»the ring thing«, wie ich es nannte), das mir fast den Atem nahm. Wenn ich versuchte, draußen ein paar Schritte zu gehen, nur bis zum nächsten Bäcker, hatte ich permanent *How fragile we are* von Sting im Kopf. Ich fühlte mich so zerbrechlich. Als könnte ich sofort in tausend Scherben zerspringen. Ich habe mir damals eine Kette gekauft, eine Kette mit den schützenden Händen. Im Secondhandladen. Billig und nichts Besonderes, ich bin sogar allergisch dagegen, weil sie Nickel enthält. Und trotzdem ist sie mir so wichtig. Weil ich es geschafft habe, bis zu diesem Laden zu gehen. Weil ich es geschafft habe, in diesen Laden hineinzugehen. Weil ich die Kette gekauft habe – ohne zu zerbrechen. Natürlich begleitet mich diese Kette immer noch. Für mich ist sie ein Symbol der Stärke.

Es war für mich damals gar keine Frage, dass ich so schnell wie möglich wieder arbeiten ging. Heute würde ich es anders machen. Ich würde in eine Rehaklinik gehen und mir Zeit lassen mit der Überlegung, für welche verlaufsmodifizierende

Therapie ich mich entscheide. Ich weiß nicht, warum mir das damals nicht angeboten wurde. Manchmal denke ich, es war, weil ich Ärztin war und meine behandelnden Kollegen davon ausgegangen waren, dass ich darüber schon Bescheid wissen würde. Das tat ich aber nicht. Die Diagnose einer solchen Erkrankung ist eine große seelische Belastung. Auch wenn ich keine massiven körperlichen Symptome hatte, hätte es mir sicher gutgetan, mich ordentlich damit auseinanderzusetzen, mich mit anderen Betroffenen auszutauschen, zur Ruhe zu kommen. So hatte ich den Eindruck, dass auch meine damaligen Behandler alles gar nicht so schlimm fanden. Spritz dich einmal pro Woche, und dann läuft schon alles.

Aber so war es nicht. Stattdessen wurde ich noch zerbrechlicher, noch verwundbarer. Aus heutiger Sicht ist es eigentlich klar, dass ich mit meiner depressiven Vorgeschichte eine solche Diagnose nicht gut packen konnte. Zumal auch die Interferon-Therapie, die ich als Behandlung brauchte, als Nebenwirkung zu Depressionen führen konnte. Aber damals war für mich das Wichtigste, so schnell wie möglich wieder Leistung abzuliefern. Alles andere war zweitrangig.

So war es nicht verwunderlich, dass ich etwa ein halbes Jahr später wieder depressive Symptome bemerkte. Menschen, die an MS leiden, sind öfter von Depressionen und Bipolaren Störungen betroffen. Neben dem durch die Krankheit selbst ausgelösten Stress stellt die MS an sich einen Risikofaktor dar. Und so war es auch bei mir: Die Arbeit fiel mir immer schwerer, ich verbrachte mehr und mehr Zeit im Bett oder auf der Couch und entwickelte die Sorge, wir könnten verarmen, uns verschulden und nicht mehr finanziell auf die Beine kommen. Das war nicht ganz unbegründet. Erst kurz zuvor waren wir aus unserer Etagenwohnung in einem Problemviertel in eine wunderschöne Maisonettewohnung in einen Vorort von Aachen gezogen. Die war aber leider deutlich teurer und eigentlich über unserem Budget. Aber ich hatte es in der alten Wohnung in einem Jugendstilhaus mit der lauten WG über uns und dem alkoholkranken, ständig die Frau oder die Kinder verprügelnden Nachbarn nicht mehr ausgehalten. Ich brauchte eine schönere Wohnung. Nur so konnte ich gesund bleiben.

In mir hatte sich etwas verändert, und das hatte auch mit der MS zu tun. Im Unterschied zu früheren Episoden konnte ich mir diesmal zugestehen, dass ich depressiv war. Denn jetzt gab es ja einen guten Grund. Wegen so einer Diagnose in ein Loch zu fallen, war normal, das konnte nun wirklich jeder nachvollziehen. Im Unterschied zu meiner früheren Depression war ich diesmal auch bereit, ein Medikament einzunehmen. Außerdem begann ich meine erste Psychotherapie, eine Verhaltenstherapie bei einer liebevollen, wertschätzenden Therapeutin.

Vor der ersten Stunde bei ihr war ich sehr aufgeregt.

»Frau Freisen, es ist okay, nervös zu sein«, sagte sie und lächelte mich an. »Erzählen Sie mal, warum sind Sie hier?«

Und ich erzählte, und sie hörte zu. Unterbrach mich nicht. Saß einfach nur da und strahlte dabei eine gütige Präsenz aus. »Da haben Sie ja ganz schön was durchmachen müssen in den letzten Monaten«, sagte sie. Und schaute mich mit diesem empathisch fürsorglichen Psychologinnenblick an. »Wie geht es Ihnen denn heute damit?«

»Ach ja, geht schon. Es hätte ja viel schlimmer kommen können, ich habe ja nur Sensibilitätsstörungen.«

»Es geht also schon?«, wiederholte sie und sah mich wieder fürsorglich an.

Und dann, unter ihrem mütterlichen Blick, brach meine Fassade zusammen. Ich weinte und weinte und konnte gar nicht mehr aufhören. Und sie ließ mich und war einfach nur da.

Hilfe suchen

Psychische Erkrankungen beeinflussen unser Wohlergehen nachhaltig. Sie zeigen sich auch in körperlichen Symptomen wie Schlafstörungen, Appetitverlust oder Ruhelosigkeit. Trotzdem fällt es vielen Betroffenen schwer, sich Hilfe zu holen oder sich krankschreiben zu lassen, »nur« weil sie depressiv sind. Dass die Erkrankung nicht greifbar ist wie zum Beispiel ein gebrochenes Bein und die Betroffenen manchmal gar nicht genau beschreiben können, was gerade nicht stimmt, macht den Besuch beim Arzt auch nicht leichter. Wenn viele körperliche Symptome vorliegen, wie beispielsweise Rückenschmerzen, Abgeschlagenheit oder Verdauungsbeschwerden, erfolgt manchmal ein Ärztemarathon, weil niemand einen Auslöser finden kann.

Doch wann sollte man professionelle Hilfe suchen? Auf jeden Fall beim Auftreten von Selbstmordgedanken. Aber auch bei schwerwiegenden Schlafstörungen, andauerndem Grübeln und Konzentrationsstörungen ist der Besuch beim Arzt sinnvoll, vor allem wenn die Symptome länger als 14 Tage andauern (das ist nach ICD-10 der vorgegebene Zeitrahmen, um eine Depression zu diagnostizieren). Es kann hilfreich sein, die wichtigsten Punkte fürs Arztgespräch zu notieren, um aufgrund von Nervosität, Scham und Konzentrationsstörungen im Arztgespräch nicht völlig blank zu sein. Auch das Miteinbeziehen eines vertrauten Menschen kann manchmal helfen.

Schamgefühle und die Selbststigmatisierung stellen oft eine Hürde dar, um sich um Hilfe zu bemühen. Deshalb möchte ich in Erinnerung rufen, dass jeder fünfte Deutsche mindestens einmal in seinem Leben von einer Depression betroffen ist. Für Hausärzte ist es also Normalität, dass sich Menschen mit Depression in der Praxis vorstellen. Die Krankschreibungen wegen Depressionen und Angststörungen steigen kontinuierlich an und sind zum Beispiel bei der Techniker Krankenkasse seit 2018 die häufigste Ursache für krankheitsbedingte Fehltage.

Der Hausarzt kann als Lotse dienen, um notwendige weitere Behandlungsschritte einzuleiten, sollte dies notwendig sein. Er kann zum Beispiel eine Überweisung zum Psychiater tätigen. Hausärzte können aber auch selbst Schlaf- und Beruhigungsmittel oder Antidepressiva verordnen. Dadurch können Krisen oft abgefangen werden.

Auch Angehörige können unterstützen, etwa indem sie anwesend sind, wenn Telefonate getätigt werden müssen, um die weitere Behandlung zu planen, oder indem sie Betroffene zu Arztterminen begleiten. In der Depression können solche einfachen Dinge bereits eine große Überforderung darstellen.

Manchmal sind Krankheitsphasen so stark ausgeprägt, dass eine ambulante Behandlung nicht mehr ausreichend ist und ein Klinikaufenthalt erforderlich wird. Die Behandlung von schweren psychischen Erkrankungen, wie zum Beispiel Depressionen mit Suizidalität oder einer ausgeprägten manischen Phase, erfolgt meistens in psychiatrischen Kliniken.

Vor allem Eltern, insbesondere Müttern, fällt es oft schwer, sich in stationäre Behandlung zu begeben und ihre

Kinder allein zu lassen. Auch wissen sie oft nicht, dass während eines notwendigen Krankenhausaufenthaltes die Kosten für eine Haushaltshilfe von den Krankenkassen übernommen werden, wenn Kinder unter zwölf Jahren im Haushalt leben (einige Krankenkassen übernehmen die Kosten sogar bis zum vollendeten 14. Lebensjahr).

Der dunkle Turm

Linkin Park:
Given Up

Meine Psychotherapie half mir sehr, mit mir selbst liebevoller umzugehen und meine eigenen hohen Ansprüche an mich zu hinterfragen. Ich versuchte, auf geregeltere Arbeitszeiten zu achten und genügend Ruhepausen einzuplanen. Auch die MS-Beschwerden wurden besser, wobei das wöchentliche Spritzen für mich weiterhin sehr belastend war. Trotzdem, kurzzeitig sah es so aus, als ob ich alles wieder ganz gut im Griff hätte. Doch dann wurde es wieder Winter. Im Dezember 2006 hatten wir mit Florians Eltern und Brüdern einen Winterurlaub gebucht – eine gute Idee, um mal abschalten zu können. Wir würden zusammen in ein Passiv-Ferienhaus in die Alpen fahren und dort eine Woche gemeinsam verbringen. Die Skifahrer (mein Schwiegervater und die Brüder meines Mannes) würden auf der Piste sein, Florian und ich könnten einen Kurs machen, und wenn das für mich zu viel wäre, bliebe noch das Ehegattinnen-Programm mit meiner Schwiegermutter. Ein bisschen wandern, ein bisschen lesen, in den gemütlichen Hütten Kaffee trinken. Alles besser als in die Arbeit gehen, wo ich inzwischen alles mehrfach kontrollieren musste und trotzdem noch Fehler machte. Wo es immer schwieriger wurde, gegenüber Patienten und Kollegen die Fassade aufrechtzuerhalten. Das Gefühl, von der Welt abgekoppelt zu sein, wurde immer stärker. Schon bevor wir in die Berge fuhren, fühlte ich mich wie in einem dunklen Turm gefangen, voll mit Selbstzweifeln und Schuldgefühlen.

Deshalb waren schon die Urlaubsvorbereitungen schwierig: Wäsche musste gewaschen und eingepackt werden, letzte Dinge mussten gekauft werden. Dann fuhren wir los und erreichten spätabends das Ferienhaus, wo der Rest von Florians Familie schon angekommen war. Ich war sehr gestresst und fühlte mich hilflos dem fröhlichen Stimmengewirr ausgeliefert. Zu viel, zu laut, zu durcheinander. Dabei habe ich eine sehr ruhige Schwiegerfamilie. Aber in der Depression war schon das viel zu viel. Ich wollte mir die Ohren zuhalten und nur noch weg. Flüchten. Ins Zimmer. Ins Bett. Die Welt aussperren, der ich nicht gewachsen war. Es war nicht besser, sondern schlimmer als am Arbeitsplatz. Da konnte ich mich zumindest an Routinen festhalten, um nicht völlig abzudriften. Hier ging das nicht.

»Ich gehe ins Bett«, sagte ich schließlich schon bald, nachdem wir uns begrüßt und ausgepackt hatten.

»Jetzt schon? Wir haben uns doch noch gar nicht unterhalten. Bleib doch noch. Du bist doch im Urlaub. Du kannst morgen ausschlafen«, sagte meine Schwiegermutter berechtigterweise. Aber das war völlig unmöglich. Die vielen Menschen überforderten mich total.

»Nee, hab Kopfweh.«

»Okay, dann schlaf gut und gute Besserung.«

Ich flüchtete ins Zimmer und legte mich ins Bett. Waschen und Zähneputzen war nicht mehr drin. Natürlich konnte ich nicht schlafen. Was war ich nur für eine Enttäuschung. Die schlechteste Schwiegertochter aller Zeiten. Noch nicht einmal nett unterhalten konnte ich mich.

Irgendwann kam Florian. »Bist du noch wach?«

Ich stellte mich schlafend. Ich konnte nicht mit anderen Menschen interagieren. Noch nicht mal mehr mit dem Menschen, der mir am nächsten stand. Nicht mal ihn konnte ich in meinen Turm hineinlassen.

Am nächsten Morgen erwachte ich früh. Nicht erfrischt, sondern erschlagen. Draußen war es noch dunkel. Sofort begann das Grübeln wieder. Warum bin ich nur so unzulänglich. Warum kann ich noch nicht mal im Urlaub fröhlich und unbeschwert sein. Warum bin ich so eine Versagerin. Langsam wurde es draußen hell, und aus den anderen Zimmern kamen die ersten Geräusche. Ich blieb im Bett. Wollte nicht aufstehen, wollte keinen sehen. Glücklicherweise ist Florian ein Langschläfer. Mir blieb also noch eine Schonfrist, bis ich mich der Herausforderung fröhlicher Familienurlaub stellen musste.

Als ob meine Schwiegermutter Gedanken lesen könnte, klopfte es in diesem Moment an der Tür: »Guten Morgen, wir wollen frühstücken. Kommt ihr auch?«

»Gleich«, murmelte Florian schlaftrunken. Ich stellte mich weiter tot.

Ein solches Verhalten ist für mich ziemlich ungewöhnlich. Ich bin die klassische Lerche. Mit meinem Schwiegervater bin ich sonst immer die Erste, die wach ist. Wenn ich mal bis sieben Uhr dreißig schlafe, ist das schon rekordverdächtig. Aber ich war nicht ich. Ich war still anstatt wie sonst am Erzählen. Ich zog mich zurück, anstatt bei allem mit dabei zu sein. Ich nahm an den Brettspielrunden nicht teil, obwohl ich das normalerweise liebe und Florian mit meinem Spieleifer manchmal in den Wahnsinn treibe. Stattdessen saß ich stumm am Frühstückstisch, und mir graute davor, dass der Tag noch so lang sein würde.

Für die Schönheit der Alpen um mich herum, die schneebedeckten Gipfel, die sich im Sonnenlicht verfärbten, hatte ich kein Auge. Ich versuchte, mich irgendwie zusammenzureißen und trotzdem zu funktionieren. Also lieh ich mit meinem Mann Ski, wobei das Gedränge im Laden schon dazu führte, dass ich überfordert war, Kopfschmerzen bekam und nur noch zurück ins Bett wollte. Reiß dich zusammen. Du kannst doch allen anderen nicht den Urlaub verderben. Als wir den Skiverleih voll bepackt wieder verließen, fuhren wir zum sogenannten Idiotenhügel, wo die Skikurse für Kinder stattfanden. Mit dem Tellerlift wollten wir nach oben fahren. Das letzte Mal hatte ich einen solchen Lift in der siebten Klasse benutzt, als wir zum Langlaufen eine Woche in ein Schullandheim im Schwarzwald gefahren waren. Die Abläufe am Lift, die bei anderen so simpel aussahen, überforderten mich, und mehrere Versuche scheiterten, bis ich endlich am oberen Ende des Hügels ankam. Aber dort wurde es nicht besser. Der Hügel, der von unten so harmlos ausgesehen hatte, erschien mir jetzt so steil wie eine Skisprungschanze. Mein Herz begann zu rasen, mir wurde heiß und kalt.

»Alles okay?«, fragte Florian. »Bereit zum Abfahren?«

Aber ich nahm ihn kaum wahr. Ich hatte einen Tunnelblick und sah nur noch die steile Abfahrt vor mir. Ich begann, schneller und schneller zu atmen.

»Astrid«, hörte ich Florian von weit weg. »Was ist los?«

»Nein, ich kann nicht«, keuchte ich.

»Komm, das ist doch nicht so schwer!«, ermutigte mich Florian.

Aber es ging nicht. Meine Beine zitterten, mein Herz raste, und mein Mund kribbelte, weil ich hyperventilierte.

»Komm, wir versuchen es ganz langsam.«

Keine Chance. »Geht nicht.«

»Okay, sollen wir dann runterlaufen?«

Aber auch das überforderte mich. Ich musste sofort von diesem fürchterlichen Berg runter. Aber wie? Ich sank auf den Schnee hinunter. Mal wieder fühlte ich mich wie eine Versagerin.

Florian sah mich an. »Und jetzt?«

Woher sollte ich das wissen? Ich wollte nur weg. Alles in mir signalisierte Gefahr. Und Ausweglosigkeit. Ich würde von diesem Berg nicht mehr hinunterkommen.

»Kannst du runterrutschen?«

Ich fühlte mich wie erstarrt.

»Astrid, kannst du runterrutschen?«, fragte Florian erneut. »Irgendwie müssen wir schließlich wieder hier runterkommen.«

Ich probierte es und rutschte auf meinem Hintern langsam den Hügel hinab, wobei mein Herz weiterhin raste. Alles in mir schrie Alarm. Irgendwann kamen wir unten an.

Erst im Nachhinein verstand ich, dass ich auf dem Berg eine Panikattacke gehabt hatte. Natürlich schämte ich mich dafür. Was haben wohl die anderen Skifahrer gedacht, als ich auf dem Hintern den Hügel runtergerutscht bin. Außerdem hatte ich Florian den Tag versaut, der hatte sich schließlich aufs Skifahren gefreut. Und das viele Geld, das wir für die Leihausrüstung ausgeben hatten. Völlig umsonst.

Dieses Horrorerlebnis trieb mich noch weiter in die Depression. Ich versuchte, mich möglichst von unserer Gruppe abzusetzen – einerseits, um meine Ruhe zu haben, andererseits, um meiner Familie nicht den schönen Urlaub zu verderben. Ich gab vor, ich wolle »lesen«, was so aussah, dass ich auf einem

Liegestuhl in der Wintersonne lag, mit einem Buch, in dem ich immer nur dieselben zwei Seiten anstarrte. Konzentrieren und fokussieren war absolut unmöglich. Schon nach ein paar Sätzen wusste ich nicht mehr, was ich gerade gelesen hatte. Es war mir nicht möglich, die Handlung zu erfassen und zu verstehen. Ich starrte mit leerem Blick auf die Seiten und fühlte mich wieder von der Welt abgeschnitten. In meinem dunklen Turm gefangen.

Wenigstens war es abends ein bisschen besser. Ich kann mich an eine Schlittenfahrt im Dunkeln von einer Alm herab erinnern. Und an einmal Eisstockschießen. Für sehr kurze Momente lichtete sich die Depression etwas.

Zumindest mir gegenüber hat niemand angesprochen, dass ich seltsam war. Ich weiß nicht, ob Florians Mutter mit ihm geredet hat. Ich glaube, für ihn war es nur die normale Winterdepression. Und das kannte er ja schon. Irgendwann war der Urlaub jedenfalls rum. Die Depression aber leider nicht.

Ich konnte nicht arbeiten, versuchte es aber natürlich trotzdem. Das Leistungsprinzip war viel zu tief in mir verankert, um einfach zu Hause zu bleiben. Schon bei der morgendlichen Übergabe merkte ich, dass ich die Informationen nicht aufnehmen konnte. Alles vermischte sich zu einem Durcheinander in meinem Kopf, und ich konnte nicht erfassen, welche Aufgaben ich zu erledigen hatte. Dann hatte ich das erste Patientengespräch, und es gelang mir nicht, meiner Patientin zuzuhören, und erst recht nicht, weiterführende Fragen zu stellen. Ich war abwesend, in meinem Turm gefangen. Ich saß nur da und hoffte, der Termin würde bald vorübergehen. Nachdem die Patientin weg war, betrat meine Oberärztin das Arztzimmer. Es war üblich, dass wir Ärzte in Ausbildung nach

Aufnahmeterminen die Ergebnisse mit ihr besprachen. Sie war eine sehr fürsorgliche Frau und merkte sofort, dass etwas nicht in Ordnung war. »Astrid, ist alles okay?«, fragte sie und sah mich an. Sorge war in ihren Augen zu erkennen.

Und ich begann zu schluchzen. So sehr, dass ich gar nicht mehr sprechen konnte. Nachdem ich mich beruhigt hatte und ihr sagen konnte, dass es mir schon länger nicht mehr richtig gut ging, sagte sie: »Astrid, du kannst das nicht einfach abtun. Du bist krank. Du kannst so nicht arbeiten. Du brauchst Hilfe.«

Ich war so kaputt, dass ich noch nicht mal widersprechen konnte.

»Fahr jetzt erst mal nach Hause. Wenn du magst, kann ich mich darum kümmern, dass du in eine Klinik gehen kannst.«

Aber so weit war ich zu diesem Zeitpunkt noch nicht. »Nein«, sagte ich. »Das wird schon nicht nötig sein.«

»Ruf mich einfach an, wenn du meine Hilfe möchtest.«

Ich fuhr also nach Hause, ohne meine Umgebung oder irgendetwas um mich herum wahrzunehmen. Ich befand mich in einem dissoziativen Zustand, vom Rest der Welt abgetrennt.

Als ich zu Hause die Tür öffnete, kam Florian in den Flur, denn er hatte gehört, wie die Wohnungstür aufging. »Astrid?«

»Ich habe es nicht geschafft«, sagte ich und brach weinend im Flur zusammen. Und das war erst der Anfang.

Depressionen

Depressionen zählen zu den häufigsten psychischen Erkrankungen. Derzeit geht man davon aus, dass in Deutschland zwischen 16 und 20 Prozent der Menschen mindestens einmal im Leben von einer Depression oder einer chronischen depressiven Verstimmung betroffen sind. Frauen sind häufiger depressiv als Männer und ältere Menschen häufiger als junge. Das Ersterkrankungsalter liegt bei 25 bis 30 Jahren, aber Depressionen können in jedem Lebensalter und in allen sozialen Schichten auftreten. Achtzig Prozent der Betroffenen erleben mehr als eine Episode. Diese hohen Zahlen sind alarmierend, vor allem weil schätzungsweise bis zu 15 Prozent der Erkrankten Suizid begehen. In Deutschland nehmen sich jährlich etwa neuntausend Menschen das Leben, mindestens sechzig Prozent von ihnen litten unter Depressionen.

Depressiv sein bedeutet nicht, einfach mal schlecht drauf zu sein. Um die Diagnose einer Depression zu stellen, müssen verschiedene Symptome über einen Zeitraum von mindestens zwei Wochen anhalten: depressive Stimmung, Verlust des Interesses an angenehmen Aktivitäten, Freudlosigkeit, Antriebsminderung, Verlust von Selbstwertgefühl, unangebrachte Schuldgefühle, pessimistische Zukunftsaussichten, Gedanken an Tod und Suizid, Konzentrations- und Denkstörungen, Schlafstörungen, Appetitveränderungen, Verlust an sexuellem Interesse, motorische Unruhe, sodass Betroffene gar nicht mehr still sitzen können, oder Hemmung von Bewegungsabläufen – all dies kann in unterschiedlichen Kombinationen auftreten. Je mehr Symptome vorhanden sind, desto schwerer ist die Depression. Manche Erkrankte weinen sehr viel, andere können nicht mehr weinen und fühlen sich innerlich wie tot oder leer. Männer reagieren manchmal mit erhöhter Reizbarkeit. Viele depressive Menschen haben ein Morgentief, sie kommen nach dem Aufwachen kaum aus dem Bett und haben starke Anlaufschwierigkeiten. Abends fühlen sie sich hingegen deutlich besser, fast so, als wären sie gar nicht mehr depressiv. Auch körperliche Beschwerden wie Kopf- oder Rückenschmerzen können auftreten oder werden verstärkt wahrgenommen. Verdauungsprobleme, Magenschmerzen und ein körperliches Schweregefühl kommen ebenfalls häufig hinzu.

Die Gedanken drehen sich oft darum, versagt zu haben oder Schuld auf sich geladen zu haben. Dies kann so weit gehen, dass Betroffene einen Schuldwahn entwickeln und sich die Schuld für Ereignisse geben, mit denen sie überhaupt nichts zu tun haben. Selbst positive Ereignisse werden ins Negative umgekehrt. Der Betroffene grübelt permanent. Alles erscheint ausweglos, und die Selbsttötung ist in der depressiven Denkweise oft die einzig mögliche (Er-)Lösung. Kontakt mit anderen, funktionierenden Menschen überfordert die Betroffenen, sodass nur der Rückzug bleibt. Alltägliche Routineaufgaben wie Duschen oder Zähneputzen können bereits eine Überforderung darstellen.

Wie bei allen psychischen Erkrankungen sind die Ursachen einer Depression multifaktoriell. Neben der genetischen Veranlagung können kritische Lebensereignisse wie zum Beispiel eine schwere eigene Erkrankung, der Tod eines geliebten Menschen oder schwierige, stressreiche soziale Situationen die Entstehung einer Depression begünstigen.

Interessant finde ich diesbezüglich das Konzept der »erlernten Hilflosigkeit«, das aus der Verhaltensforschung kommt und an Ratten beobachtet wurde: Dafür wurden Ratten in einen Käfig eingesperrt. Wenn sie auf einen grünen Schalter drückten, erhielten sie Futter, wenn sie auf einen roten Schalter drückten, wurde ein Stromschlag ausgelöst. Die Ratten lernten also schnell, den roten Schalter zu meiden und nur noch auf den grünen zu drücken. Aber dann randomisierten die Forscher die Schalter, und die Ratten erhielten jetzt manchmal auch auf Grün einen Stromschlag und auf Rot Futter. Die Tiere konnten das Ergebnis ihrer Handlungen nicht mehr vorhersehen. Und was dann passierte, überraschte die Forscher: Die Ratten wurden depressiv. Sie isolierten sich, bewegten sich kaum noch, paarten sich nicht mehr.

Bei vielen Menschen, die an Depressionen erkranken, zeigen sich ähnliche Muster. Sie haben zum Beispiel am Arbeitsplatz den Eindruck, dass sie immer falsch wären und sie es ihrem Chef nicht recht machen könnten, egal wie sehr sie sich anstrengen. All ihre Fähigkeiten würden nicht ausreichen, um die Situation zu beeinflussen und Kontrolle zu erlangen. Sie werden also hilflos und depressiv.

Dasselbe kann für Kinder zutreffen, die bei Eltern aufwachsen, die unvorhersehbare Reaktionen zeigen. Zum Beispiel ein alkoholkranker Vater, der im einen Moment rasend vor Wut ist und im nächsten weinend-rührselig verkündet, dass ihm alles so leidtue und das Kind doch das Allerwichtigste in seinem Leben sei. Das Kind weiß nie, auf welchen Vater es gerade trifft, und das führt zur Hilflosigkeit und Depression.

Auch ein weiteres psychologisches Entstehungsmodell fand ich immer sehr spannend, der sogenannte Typus melancholicus. Dabei handelt es sich um einen Menschen, der einen besonderen Wert auf Ordentlichkeit legt und fast schon überkorrekt ist, Konflikte eher vermeidet, über eine hohe Aufopferungsbereitschaft verfügt und sehr leistungsbereit, aber leicht kränkbar ist, wenn seine Bemühungen nicht wahrgenommen werden, weil er im Grunde sehr selbstunsicher ist. Viele meiner Patienten habe sich in dieser Beschreibung wiedergefunden, und auch mir sind diese Wesenszüge nicht fremd.

Auf biologischer Ebene finden sich bei der Depression Veränderungen in Botenstoffen und Abläufen im Hirnstoffwechsel, die zu Hemmung oder Überaktivierung bestimmter Gebiete im Gehirn führen. Hier spielt besonders das limbische System eine Rolle, das in der Regulation von Stress und bei der Verarbeitung von Gefühlen wichtig ist. In depressiven Phasen scheint die Wahrnehmung von Stress überaktiviert zu sein, sodass Betroffene ständig unter Hochspannung stehen. Auch das Belohnungssystem scheint betroffen zu sein, was erklären könnte, warum Menschen mit Depressionen keine Freude empfinden können.

Bring dich um

Nine Inch Nails:
Hurt

Der Dezember verging, und das Jahr 2007 begann ebenso schlecht, wie das alte aufhörte. Ich zog mich noch weiter in den dunklen Turm zurück, verirrte mich in der Depression, fand nicht mehr heraus. Noch nie zuvor hatte ich mich so verloren gefühlt. Irgendwann fühlte ich gar nichts mehr, ich war nur noch ein Körper, dessen Seele gar nicht mehr da sein wollte. Die Tage vergingen alle gleich düster. Und jeder einzelne Tag breitete sich wie eine zähe Masse quälend langer Stunden vor mir aus. Stunden, die ich irgendwie bewältigen musste.

Ich liege im Bett. Wie viel Uhr ist es? Egal. Welcher Tag ist es? Egal. Tage und Uhrzeiten haben keine Bedeutung. Alles geht ineinander über in ein endloses, erdrückendes, quälendes Grau. Ich muss aufs Klo. Egal. Den Kraftaufwand, bis ins Bad zu kommen, kann ich nicht bewältigen. Florian liegt neben mir und schläft. Also noch nicht Tag. Mein Kopf fängt wieder an, sich zu drehen. Spult in einer Endlosschleife Situationen ab, in denen ich etwas falsch gemacht habe. Situationen, in denen ich versagt habe. Situationen, in denen ich mich geschämt habe. Die zum Teil ewig zurückliegen. Objektiv betrachtet sind das banale Dinge, aber ich fühle einen lastenden Berg von Schuld. Ich habe mich schuldig gemacht. *Durch meine Schuld, durch meine Schuld, durch meine große Schuld* ... hallt das

Schuldbekenntnis, das ich früher in der Kirche so oft aufgesagt habe, immer wieder durch meinen Kopf. Ich bin für alle nur eine Last. Es wäre besser, wenn ich gar nicht mehr da wäre. Suizidmethoden gehen mir durch den Kopf. Medikamente, Erhängen, vor einen Zug werfen. Irgendwie bleiben meine Gedanken immer bei der Zugidee hängen. Ganz in der Nähe unserer Wohnung gibt es eine Eisenbahnbrücke. Ich sehe vor mir, wie ich da runter und vor einen Zug springe. Wird aber nicht passieren. Nicht weil ich nicht will, sondern weil ich nicht kann. Weil der Weg dorthin (circa achthundert Meter) unüberwindbar erscheint. Genauso sieht es mit Medikamenten aus. De facto komme ich als Ärztin an fast alles ran. Aber in die Apotheke gehen und mit anderen Menschen interagieren – unvorstellbar. Im Internet etwas bestellen – unmöglich.

Die Tauben draußen wachen auf. Ihr Gurren klingt schon seit Tagen für mich wie »Bring dich um! Bring dich um!« Sie haben ja recht. Aber ich schaffe es nicht. Nicht mal das bekomme ich hin. Mein Kopfkino dreht sich weiter. Bleibt im Jahr 2001 hängen, als ich beim Kennenlernen von Florians Eltern einen unverzeihlichen Fehler begangen habe. *Objects in the rearview mirror are closer than they appear.* Ein zweiter Satz, der in Endlosschleife in mir abläuft und mir klarmacht, dass mir meine Fehler niemals vergeben werden. Ich habe beim ersten Treffen mit seinen Eltern ein Weinglas kaputtgeworfen. Ich Versagerin. Und überhaupt hätten sie eine viel bessere Schwiegertochter verdient. Eine, die nicht krank ist. Die Tauben gurren weiter: »Bring dich um!«

Ich muss aufs Klo. Aber wie soll ich aufstehen? Ich habe das Gefühl, dass das Bett mich festhält, dass ich mit unsichtbaren Gurten ans Bett gefesselt bin. Allein mich im Bett zu drehen, erfordert unglaublich viel Kraft. Mein Rücken tut weh vom vielen Liegen. Egal. Mein Körper ist eh nur eine leere Hülle. Ich weiß nicht mehr, wann ich das letzte Mal gegessen oder getrunken oder geduscht habe. Alles viel zu anstrengend. Der kranke, elende Körper ist sowieso nutzlos. So wie ich. In meinem inneren Kopfkino taucht eine Szene von meinem Arbeitsplatz auf, nämlich die, in der mein Chef mir vorwirft, dass ich noch nicht forsche. Eine heiße Welle der Scham überflutet mich bei dem Gedanken. Vom Kopf bis zu den Füßen. Mein Gesicht glüht. Ich habe seine Erwartungen nicht erfüllt. Ich habe ihn enttäuscht. Versagerin. Warum tut sich der Boden nicht auf und verschlingt mich? Ich will verschwinden. Einfach nicht mehr da sein. Das wäre sowieso für alle das Beste.

Seit wie vielen Tagen liege ich schon so da? Keine Ahnung. Egal. Es ist bedeutungslos, wie mein Leben. Florian schläft neben mir. Was fühle ich für ihn? Nichts. Ich kann gerade nichts fühlen außer Schuld, Scham, Reue und das Bedürfnis, all das beenden zu wollen. Weil ich es nicht aushalten kann. Diese Schwere. Diese Schuld. Dieses Gefühl, immer nur versagt zu haben.

Menschen, die noch nie eine Depression hatten, verwechseln Depression mit Traurigkeit. Ich bin nicht traurig. Wenn ich traurig bin, habe ich einen Grund. Ich kann trauern, und irgendwann hilft mir der Trauerprozess, dass es mir wieder besser geht. Aus der Depression gibt es keinen Ausweg. Sie hat mich niedergeschlagen. Ich bin leer. Seelenlos. Ein nutzloser Körper und ein Gehirn, das mich mit den übelsten Momenten meines Lebens quält.

Marla, unsere Katze, kratzt an der Tür. Für kurze Momente schafft sie es manchmal, mir ein Gefühl von Angenommensein zu geben. Wenn sie sich zu mir ins Bett legt. Nicht weil sie gestreichelt werden will. Ich habe den Eindruck, sie will mir einen Teil meines Leidens abnehmen. Aber ich kann sie nicht reinlassen. Die Tür zum Schlafzimmer ist viel zu weit weg. Wie soll ich dort hinkommen und sie öffnen?

Marla beginnt zu miauen, und neben mir wacht Florian langsam auf. Schaut auf den Wecker. Fünf Uhr dreißig. »Oh Mann«, murmelt er, steht auf und lässt die Katze rein, dreht sich um und versucht, wieder einzuschlafen.

Ich muss immer noch aufs Klo. Ich hasse die Bedürfnisse meines Körpers. Wie kann der einfach so weitermachen, obwohl ich innerlich tot bin? Rafft der das nicht? Warum kann ich ihm nicht befehlen, einfach aufzuhören zu leben? Ich hasse dieses nutzlose Ding. Noch einmal versuche ich, mich zum Aufstehen aufzuraffen. Die Toilette ist direkt am Schlafzimmer. Nur ein paar Schritte. Ich setzte mich auf, und mir wird schwindelig. Ein Bein aus dem Bett. Es fühlt sich an, als ob meine Beine mich nicht tragen könnten. Zweites Bein aus dem Bett. Aufstehen. Jeder einzelne Schritt scheint ewig zu dauern. Acht Schritte bis zur Toilette. Ich setze mich auf den Toilettendeckel. Bin total erschöpft. Wieder aufstehen, Deckel hoch, pinkeln. Und dann bleibe ich sitzen. Der Weg zurück zum Bett erscheint unüberwindbar.

Irgendwann steht Florian auf: »Astrid?«

Er macht sich so viele Sorgen um mich. Eigentlich müsste er jeden Tag zur Uni nach Maastricht, aber oft fährt er nicht, weil er zu viel Angst hat, mich allein zu lassen.

»Astrid?«

»Ja«, murmele ich.

»Was machst du?«

»Nichts.« Mehr als Einwortsätze bringe ich gerade nicht zustande.

Florian öffnet die Badezimmertür. Schaut mich an. Ich versuche, mich zusammenzureißen. Ich will nicht noch eine größere Last für ihn sein. Stehe auf und gehe zurück ins Bett.

»Stehst du nicht auf?«

»Nein.«

Florian schaut besorgt. »Ich wecke dich dann nachher, bevor ich fahre.«

Heute muss er zur Uni. Anwesenheitspflicht. Wie die letzten Male werde ich versuchen aufzustehen, kurz bevor er zurückkommt, um den Anschein zu erwecken, nicht den ganzen Tag im Bett gewesen zu sein. Ich will ihn nicht noch mehr enttäuschen. Ich schleppe mich dann auf die Couch. Mehr geht definitiv nicht. Haushalt, Post öffnen, Rechnungen bezahlen, Einkaufen, alles völlig undenkbar. Ich kann mich nicht konzentrieren und mich auf nichts fokussieren außer auf mein Gedankenkarussell. Lesen – keine Chance. Fernsehen geht an mir vorüber. Unterbricht nicht meine negativen Gedanken.

Florian kommt wieder ins Schlafzimmer. »Ich fahre jetzt los. Hier hast du was zum Essen und zum Trinken.« Er hat eine Flasche Wasser und ein belegtes Brot dabei. »Versuch mal rauszugehen.«

»Tschüs«, ist alles, was ich sagen kann. Ich will, dass er weg ist. Dass mich niemand stört. Vielleicht schaffe ich es heute endlich, mich umzubringen.

»Ich komme früh zurück. Bin gegen drei Uhr wieder da.«

O nein, denke ich.

Florian sieht mich noch einmal besorgt an und geht dann. Marla ist bei mir. Ich bleibe im Bett. Grüble, martere mich, bin eingespannt in einen Kokon aus Scham und Schuld und Versagen. So zieht der Tag an mir vorüber.

Irgendwann ist es fünfzehn Uhr. Ich bin immer noch im Bett. Das Brot habe ich nicht angerührt, aber ein bisschen Wasser getrunken. Die Wohnungstür geht auf. »Astrid?«

Ich will nicht antworten.

Jetzt lauter: »Astrid?«

Ich weiß, dass Florian Angst hat, ich könnte mir etwas antun. Ich kann ihm diese Angst nicht nehmen. Ich kann gerade für nichts garantieren. Florian kommt ins Schlafzimmer. Aus seinen Augen spricht Sorge. Oder ist es Enttäuschung, weil ich es nicht aus dem Bett geschafft habe? Wieder fühle ich mich schuldig.

Er schaut mich an: »Wann warst du das letzte Mal duschen?«

Ich antworte nicht. Zum einen, weil ich es wirklich nicht weiß, zum anderen, weil es völlig egal ist.

»Ich ziehe nur kurz meine Jacke aus, und dann gehen wir ins Bad.« Florian hantiert kurz in der Garderobe und kommt dann wieder. »Auf«, sagt er und gibt mir seine Hand. Warum kann er mich nicht einfach in Ruhe lassen?

Passiv lasse ich mich von ihm zur Dusche führen. Er hilft mir beim Ausziehen. Es kostet unglaublich viel Kraft. Dann geht er aus dem Bad. Ich steige in die Dusche und drehe das Wasser auf. Aber ich kann nicht. Ich kann kein Duschgel nehmen und mich waschen. Ich kann nicht. Ich will Florian nicht enttäuschen, ich will es für ihn schaffen, aber es geht nicht. Langsam rutsche ich an der Wand der Dusche runter, sitze unter dem fließenden Wasser und weine. Weine das erste Mal seit Wochen. Kann nicht aufhören. Ich weiß nicht, wie lange ich dort sitze. Und sitze ich wirklich dort? Oder ist es nur meine

Körperhülle? Ein bisschen fühlt es sich so an, als würde ich die Szene von außen beobachten und auf diese junge, nackte Frau in der Dusche schauen, der es so unendlich, unvorstellbar schlecht geht. Von solchen Situationen haben mir meine Patienten erzählt, wenn sie kurz vor ihrem Suizidversuch waren. Losgelöst von ihrem Körper, der leeren Hülle. Aber ich habe nichts, um mich umzubringen. So beobachte ich mich nur und bleibe unter dem fließenden Wasser sitzen. Hilflos. Überfordert davon, aufzustehen und die Dusche zu verlassen. Wie lange sitze ich so? Egal. Ich weiß es nicht.

Irgendwann kommt Florian wieder ins Bad. Er sagt nichts, sondern hilft mir, mich abzutrocknen und saubere Kleider anzuziehen. Dann gehe ich wieder zurück ins Bett. Ich kann nichts anderes tun. Und die Scham ist noch größer, weil ich es noch nicht einmal geschafft habe, mich zu duschen. Nicht mal das.

Ich glaube, diese Szene war auch für Florian ein Schlüsselmoment. Mithilfe zweier meiner Oberärztinnen organisierte er dann rasch eine Aufnahme in einer psychiatrischen Klinik in Mannheim für mich. Natürlich wollte ich nicht in die Klinik, aber ich hatte nicht mehr die Energie, um dagegen zu protestieren. Viel Hoffnung, dass es besser werden könnte, hatte ich damals nicht. Die Klinik in Mannheim wurde deshalb ausgesucht, weil sie weit weg von meinem Arbeitsplatz war. Undenkbar, dass ich bei meiner Behandlung meinen Patienten begegnet wäre. Ärzte werden nicht psychisch krank.

Stattdessen begegnete ich in Mannheim einer ehemaligen Kommilitonin. Für sie war es wahrscheinlich ein größerer Schock als für mich – ich hatte gar nicht die Kraft, mich geschockt zu fühlen. Ich versuchte, irgendwie zu überleben. Versuchte auch dort, eine Fassade aufrechtzuerhalten. Verneinte zum Beispiel Suizidgedanken, weil ich nicht »zu verrückt« wirken wollte. Der Tagesplan mit Therapieeinheiten von acht bis sechzehn Uhr erschlug mich. Ich quälte mich morgens zwei Minuten vor der Frühstückszeit aus dem Bett, saß ungeduscht am Tisch und versuchte, ein bisschen Essen herunterzuwürgen. Wie ein Geist schlich ich durch die Räume der Uniklinik. Zwischen mir und den anderen war eine Wand aus Nebel. Ich nahm sie kaum wahr. Ich blieb in meinem Turm.

Mein Körper erfüllte roboterhaft die an ihn gestellten Anforderungen. Ich wollte nur nach Hause, in mein Bett. Ich wollte nicht aufstehen müssen, essen müssen, reden müssen, Sport machen müssen, nicht müssen müssen. Jeden Abend, wenn ich mit Florian sprach, heulte ich ins Telefon, dass ich nach Hause wolle. Jeden Tag weinte ich bei meiner Ärztin, die ich von früher kannte und die jetzt die Station dort leitete, dass ich nach Hause wolle. »Ich kann das nicht. Ich will nach Hause.«

Irgendwann entgegnete sie mir: »Gut, dann entlasse ich dich morgen.«

Das hat mir die Augen geöffnet. Ich wusste, dass es so zu Hause nicht klappen würde. Dass ich weiter nur herumliegen und über Selbstmordpläne nachdenken würde. Ich versuchte, mich nicht mehr in jeder freien Minute ins Bett zu legen. Ich zwang mich, zumindest jeden zweiten Tag zu duschen.

Es gab eine Therapie, die mir besonders half: Escrima, eine philippinische Kampfkunst, die mit Stöcken ausgeführt wird. Die rhythmischen Abläufe und das Klingen der Stöcke, wenn wir sie gegeneinander führten, beruhigten mich. Ich musste mich auf meine Stöcke konzentrieren, und das brachte meine kreisenden Gedanken endlich zur Ruhe. Ich musste achtsam sein. Achtsamkeit ist Bestandteil verschiedener Psychotherapien. Ich praktizierte sie damals, ohne es zu wissen. Und es half. Langsam nahm ich die Menschen um mich herum wahr. Saß nicht mehr nur stumm am Tisch beim gemeinsamen Essen, sondern begann, mich zu unterhalten. Ging mit in die Stadt, wenn die anderen nach den Therapien noch was einkaufen wollten.

Eine Depression verschwindet nicht von einem Moment auf den anderen. Es ist nicht so, dass auf einmal alles wieder normal ist. Es geschieht langsam, mit kleinen Veränderungen. Das Essen schmeckt wieder nach etwas. Der Tunnelblick verschwindet, und man nimmt wieder etwas von der Umgebung wahr. Die Gedanken kreisen nicht mehr um Schuld und Fehler. Schritt für Schritt stieg ich aus dem dunklen Turm heraus, langsam zwar, aber stetig. Das Gefühl, isoliert zu sein, wurde weniger und verschwand schließlich. Und irgendwann lachte ich wieder. Nicht herzhaft aus vollem Hals, aber immerhin ein wenig.

Und sobald es mir wieder etwas besser ging, dachte ich schon wieder an Arbeit. Während ich mit meiner Ärztin in Einzelgesprächen zu dem Schluss kam, dass es sinnvoll wäre, meine Stelle auf halbtags zu reduzieren, plante ich bereits die Rückkehr an den Arbeitsplatz. Natürlich Vollzeit. Rechnungen mussten gezahlt und Erwartungen erfüllt werden. Immerhin stimmte ich zu, mit einer stufenweisen Wiedereingliederung zu beginnen und zunächst nur wenige Stunden pro Tag zu arbeiten.

Die Gespräche waren auf meine depressiven Episoden fokussiert. Meine Ärztin machte mir klar, dass jede neue

Erkrankungsphase das Risiko für eine weitere Depression weiter erhöhen würde. »Hinzu kommt die MS, sie schränkt ebenfalls deine Belastbarkeit ein. Astrid, bitte mach langsam und pass gut auf dich auf«, sagte sie bei unserem Abschlussgespräch.

Ich nickte nur und hatte schon wieder ganz andere Dinge im Kopf.

Auch meine medikamentöse Behandlung war auf die Behandlung depressiver Phasen hin ausgerichtet. Mit Venlafaxin hatte meine Ärztin ein sehr potentes Antidepressivum ausgesucht, das den Antrieb steigert und auch gegen die anderen depressiven Symptome gut wirksam war. Dazu bekam ich das Antipsychotikum Quetiapin, das in dieser Dosierung vor allem bei den Einschlafstörungen half. Sowohl in meinen Einzelgesprächen als auch bei der Auswahl meiner Medikamente stand also die Behandlung der Depression im Mittelpunkt.

Umso mehr überraschte es mich, als ich im vorläufigen Arztbrief die Diagnose »Bipolare Störung« las. Ich wurde richtig wütend. Ich bin mir sicher, dass das nicht mit mir besprochen worden war. Vielleicht hatte man mal wieder gedacht, dass ich das ja wohl selbst wissen würde, als angehende Psychiaterin. Aber so war es nicht. Noch nie hatte ich meine guten Phasen im Sommer als Hypomanien wahrgenommen. Sondern einfach als unbeschwerte Zeit, in der es mir gut ging.

Weil wir früher auch teilweise privat etwas zusammen unternommen hatten, kannte mich meine behandelnde Ärztin recht gut. Sie hatte wahrscheinlich meine Stimmungsschwankungen richtig eingeordnet. Aber wirklich besprochen hatte sie es mit mir nicht. Oder meine innere Abwehr war so groß, dass ich alles, was in Richtung bipolar ging, ignorierte und gar nicht erst wahrnahm. Dazu passte auch ein Erlebnis aus dem vergangenen Sommer, als mich meine Oberärztin in Aachen einmal nach Hause geschickt hatte, weil sie mich redselig und meine Stimmung sehr gehoben fand – aber an mehr erinnere ich mich auch heute rückblickend nicht. Die beiden Ärztinnen waren auch befreundet, vielleicht hatten sie sich über mich ausgetauscht?

Dass es in meiner Wahrnehmung kein Gespräch mit mir über die Diagnose Bipolare Störung gab, machte es mir leichter, sie als falsch einzuordnen und zu ignorieren. Schließlich wollte ich auf keinen Fall bipolar sein. Ich war nur depressiv, und das war eine Reaktion auf meine MS-Diagnose, genauso wie es mein Neurologe gesagt hatte. Eine reaktive Depression ist eine häufige Sache. Jeder hat Verständnis dafür, dass man nach einer solchen Diagnose depressiv werden kann. Dann nimmt man ein paar Medikamente und macht eine Psychotherapie, und alles wird wieder gut.

Bipolar dagegen – das bleibt für immer. Diese Erkrankung kontrolliert das Leben. Legt einem ständig Steine in den Weg. Ist die Hölle für die Betroffenen und deren Familien. Zerstört Beziehungen. Verhindert berufliche Erfolge. Macht unberechenbar. Ist unkontrollierbar. Zerstört das Ich. Das musste eine Fehldiagnose sein. Mit der Diagnose einer Depression konnte ich leben. Mit der Diagnose bipolar nicht. Mit dieser Diagnose ist man schließlich richtig verrückt.

Allerdings hatte ich auch nicht den Mut, das mit meiner Ärztin zu besprechen. Ich entschied lieber allein, dass sie falschlag. Auch das war wieder so ein Wendepunkt, an dem Dinge hätten anders laufen können. Und da auch mein Neurologe nichts an der Behandlung änderte, lief einfach alles genauso weiter wie vorher.

Suizidalität

Suizidalität beschreibt Gedanken und Verhaltensweisen, die darauf ausgerichtet sind, den eigenen Tod herbeizuführen. Sie ist ein häufiges Symptom bei Depressionen, aber auch bei anderen psychischen Erkrankungen. Auch infolge von körperlichen Erkrankungen, die ausweglos erscheinen, oder aufgrund von nicht überwindbaren sozialen Schwierigkeiten kann es zur Entstehung von Suizidgedanken und -fantasien kommen.

Die gängigen Theorien gehen davon aus, dass sich suizidale Krisen über einen gewissen Zeitraum entwickeln und sich der Wunsch, das Leben zu beenden, mit der Zeit immer weiter verfestigt. Meist entstehen zunächst sogenannte passive Todeswünsche wie zum Beispiel »Ich wünschte, ich würde gar nicht mehr aufwachen« oder »Ich wünschte, ich würde einen Herzinfarkt bekommen, und alles wäre endlich vorbei«. Im weiteren Verlauf können Suizidfantasien auftreten, die zunächst noch aktiv gedanklich herbeigeführt werden, sich im Verlauf aber immer mehr von selbst aufdrängen. Bei mir war es das Bild der Bahnbrücke, von der ich mich stürzen wollte, das sich häufig meinen Gedanken aufzwang. Ich konnte bildlich vor mir sehen, wie ich von der Brücke springe und dann der Zug über mich rollt. Eine weitere Eskalation stellt die Entwicklung eindeutiger Selbstmordpläne dar. In dieser Phase kommt es zu vorbereitenden Handlungen, es werden zum Beispiel Abschiedsbriefe verfasst, Medikamente gesammelt, der Nachlass geregelt und Ähnliches. Auf dieser Stufe besteht akute Lebensgefahr für die Betroffenen!

Bei der Bipolaren Störung spielt Suizidalität eine besonders große Rolle: Auch wenn die Zahlen schwanken, zeigen Studien, dass bis zu 50 Prozent der Betroffenen mindestens einen Suizidversuch begehen, und bis zu 25 Prozent töten sich selbst. Wenn man von 2,5 Millionen Menschen in Deutschland mit Bipolarer Störung ausgeht, wären das 625.000 Tote allein für diese Erkrankung. Das sind alarmierende Zahlen, und deshalb ist es besonders wichtig, dieses Risiko zu berücksichtigen. Laut Statistischem Bundesamt starben 2020 9.026 Menschen durch Selbsttötung. Das sind 25 Menschen pro Tag. Also deutlich mehr als beispielsweise Verkehrstote, deren Anzahl im selben Jahr mit 2.719 angegeben wird. Hinzu kommt noch eine hohe Dunkelziffer an Suiziden, die nicht als solche erkannt werden.

Oft besteht die Sorge, dass man einen Menschen in einer Krise erst auf die Idee bringen könnte, Selbstmord zu begehen, wenn man nach Suizidgedanken fragt. Das Gegenteil ist der Fall: Viele Menschen schämen sich, ihre Gedanken anzusprechen, und sind erleichtert, wenn das Gegenüber signalisiert, dass Selbstmordgedanken nicht verboten sind, sondern das Symptom einer Erkrankung sein können. Gemeinsam kann dann überlegt werden, welche Maßnahmen notwendig sind, um dem Betroffenen zu helfen. Suizidalität ist immer Ausdruck einer großen seelischen Not, die unbedingt ernst genommen werden muss. Es ist ein großer Irrglaube, dass Menschen, die über Selbstmordfantasien sprechen, diese nicht umsetzen. Die allermeisten Betroffenen kündigen ihren Selbstmordversuch vorher an. Dann sollte unbedingt und sehr rasch professionelle Hilfe gesucht werden.

Bei Suizidgedanken sollten Betroffene und Angehörige nicht zögern: Es ist wichtig, sie genauso ernst zu nehmen wie einen medizinischen Notfall und sorgfältig abzuklären, wie groß die Gefahr ist, in der sich der Betroffene befindet. Menschen mit akuten Suizidgedanken und -plänen sind in Lebensgefahr, und das Ergreifen lebensrettender Maßnahmen ist unbedingt erforderlich! Keinesfalls sollte man abwarten, ob sich die Situation von selbst erledigt. Die Notaufnahmen der psychiatrischen Krankenhäuser sind rund um die Uhr besetzt und für Notfälle geöffnet. Auch über die 112 kann Unterstützung angefordert werden. Weitere Hilfsangebote bei Suizidalität finden Sie im Serviceteil am Ende des Buches.

Insbesondere durch den Tod von Robert Enke und durch die Robert-Enke-Stiftung, die seine Frau, Teresa Enke, ins Leben gerufen hat, hat in meinem Erleben das Thema Suizidalität in der deutschen Öffentlichkeit mehr Aufmerksamkeit erhalten. Dies ist ein wichtiger Anfang, aber weitere Aufklärung über dieses Thema ist unbedingt nötig.

Peter Fox: Kopf verloren

Overload

Zunächst sah es so aus, als sollte ich recht behalten mit meiner Einschätzung, lediglich depressiv zu sein. Nach meiner schweren Depression 2007 begann ich damit, Dinge in meinem Leben zu verändern, um möglichst nie wieder zu erkranken. Meine Ärztin in Mannheim war nicht zimperlich mit mir gewesen: Sie hatte mir klar gesagt, dass für mich ein großes Risiko bestand, wieder in eine Krise zu geraten oder sogar chronisch krank zu werden. Auch wenn ich ihren Rat zur Stundenreduktion aus finanziellen Gründen nicht annehmen konnte und aus karrieretechnischen Gründen nicht wollte, entschied ich mich zumindest, die Uniklinik Aachen mit ihren hohen Anforderungen an Patientenversorgung und Forschung zu verlassen und mich stattdessen an anderen Kliniken in der Umgebung zu bewerben.

Ich bekam auch schnell eine Zusage in Düren. Allerdings erwähnte ich im Bewerbungsgespräch weder die MS noch die Depression. Zu groß war meine Angst, deshalb keinen Arbeitsplatz zu finden. Das hieß auch, dass ich wieder Nacht- und Wochenenddienste machte. Ich konnte mich gut an der neuen Klinik einleben, die Atmosphäre dort gefiel mir, und meine Erkrankungen ließen mich einigermaßen in Ruhe. Mit einer möglichen Bipolaren Störung setzte ich mich nicht weiter auseinander. Meine Hochs im Sommer erlebte ich als Urlaubseuphorie und nicht als einen krankhaften Zustand. Ich genoss, dass es mir gut ging, und fand es nicht weiter schlimm, wenn ich manchmal das Konto etwas überzog, weil ich Dinge kaufte, die ich eigentlich nicht brauchte. Oder dass ich viel Energie hatte, um endlich unerledigte Dinge anzugehen. Auch Florian empfand diese kleinen Hochs nicht als krankhaft. In meiner eigenen Einordnung ging ich also weiterhin davon aus, dass ich »nur« Depressionen hatte.

Und tatsächlich bekam ich mein Leben einigermaßen in den Griff. Ich war beruflich erfolgreich und wurde von meiner Chefin sehr darin unterstützt, mich in verschiedenen Psychotherapieverfahren weiterzubilden, was oft an den Wochenenden erfolgte. Ich wurde außerdem Assistentensprecherin und vertrat die Interessen meiner Kollegen gegenüber dem Vorstand. Und auch privat lief es gut. Florian und ich heirateten 2008, im siebten Jahr unserer Beziehung. Er studierte weiter Psychologie in den Niederlanden und pendelte täglich nach Maastricht. Er kam gut voran und hatte sich einen eigenen Freundeskreis aufgebaut.

Doch dann, Anfang 2010, ziemlich genau drei Jahre später, geriet ich wieder in eine tiefere Depression. An einen konkreten Auslöser kann ich mich nicht mehr erinnern. Vermutlich hatte ich mir wieder zu viel aufgeladen und nicht mehr ausreichend auf mich geachtet. Sobald der Winter anbrach, fühlte ich mich schlechter, bekam meine Arbeit nicht mehr geschafft, sammelte unerledigte Arztbriefe an und zweifelte mal wieder an meinen Fähigkeiten in allen Bereichen. Alles wuchs mir über den Kopf. Ich kam wieder wie früher in Aachen weinend aus der Klinik und zog mich von meinen Freunden zurück. Ich ging nicht mehr ins Fitnessstudio und verbrachte mehr und mehr Zeit im Bett.

Hinzu kam im Februar ein schwerer MS-Schub mit gravierenden Sehstörungen. Plötzlich konnte ich Dinge, die jeweils auf der linken Seite des Wahrnehmungsbereiches der Augen lagen, nicht oder nur sehr eingeschränkt sehen. Ein absoluter Horror, der meine Depression potenzierte: Ich konnte nicht am Straßenverkehr teilnehmen, nicht lesen, nicht fernsehen. In einem normalen Zustand hätte ich damit vielleicht besser umgehen können, aber ich war stimmungsmäßig schon so weit unten, dass ich dachte, das wäre das Ende. Ich konnte nicht mehr richtig sehen! Wie sollte ich leben? Wie sollte ich arbeiten? So kam mir ein Weitermachen unmöglich vor.

Es folgten wochenlange Behandlungen meiner Sehstörung und des MS-Schubes, der sie verursachte. Immer wieder war ich stationär in Krankenhäusern oder fuhr zu Terminen mit MS-Experten, um eine Zweitmeinung zu erhalten. Immer in der Hoffnung, dass es ein Wundermittel gäbe. Ich war am Ende nur noch ein Häuflein Elend. Es dauerte fast vier Monate, bis sich die Sehstörungen nach und nach zurückbildeten. Und mit dem Beginn des Frühlings wurde auch meine Stimmung langsam wieder besser. Ich traute mir wieder rauszugehen, dann auch wieder Auto zu fahren und schließlich auch an meinen Arbeitsplatz zurückzukehren. Ich startete mit einer Wiedereingliederung, zunächst mit drei Stunden pro Tag.

Und plötzlich wurde es wild. Es gelingt mir nicht, mich an die Abläufe der folgenden Ereignisse zu erinnern. Es passierte wahnsinnig viel in viel zu kurzer Zeit. Im Rückblick ist für mich diese Zeit fragmentiert, ohne roten Faden. Es sind lediglich einzelne Ereignisse, die in meiner Erinnerung grell aufleuchten. Manic. Letztlich dauerte die richtig heftige Phase nur etwa sechs Wochen. Aber für mich fühlt es sich ewig und wie ein Wimpernschlag zugleich an.

Zunächst waren alle froh, dass es mir besser ging. Langsam nahm ich wieder am Leben teil, aus dem ich mich monatelang zurückgezogen hatte. Ich wurde geselliger, telefonierte viel mit alten Freunden, ging oft aus und wurde Mitglied in sozialen Netzwerken, was ich seit dem Studium – damals war ich bei studiVZ gewesen – nicht mehr gemacht hatte. Ich meldete mich bei werkenntwen an (gibt es das überhaupt noch?) und schrieb mit wildfremden Menschen, oft bis spät in die Nacht. Eigentlich passte das gar nicht zu mir: Ich bin eine typische Lerche, stehe gern vor sechs Uhr auf, aber gehe auch echt früh ins Bett. Mit dem ewigen Onlinesein geriet ich also mehr und mehr in einen Schlafmangel.

Gleichzeitig begann ich meine zweite Psychotherapie, diesmal einmal pro Woche bei einem tiefenpsychologischen Therapeuten. Im Gegensatz zu meiner früheren Verhaltenstherapie ging es primär nicht darum, mit mir selbst besser umzugehen, sondern wir deckten biografische Zusammenhänge auf, um zu erkennen, wie meine Kindheitserfahrungen mein jetziges Leben beeinflussten.

Ziel war es, ihre Auswirkungen auf meine gegenwärtigen Beziehungen zu erkennen und diese dadurch anders gestalten zu können. Die biografische Arbeit war heftig und oft sehr schmerzhaft.

Zur selben Zeit nahm ich im Rahmen meiner Ausbildung zur Fachärztin für Psychiatrie und Psychotherapie 150 Selbsterfahrungsstunden wahr, die ebenfalls tiefenpsychologisch ausgerichtet waren. Wir trafen uns einmal in der Woche abends und zusätzlich zu Blockterminen an einigen Wochenenden, bei denen wir uns intensiv mit unserer Biografie auseinandersetzten, damit unsere Erlebnisse nicht zu blinden Flecken bei der Arbeit mit unseren Patienten führen würden. Die Selbsterfahrungsgruppe bestand aus etwa 15 Kollegen, hauptsächlich Ärzte zwischen Ende zwanzig und Anfang dreißig. Es ging oft um die Beziehung zur Herkunftsfamilie und wie diese unsere gegenwärtigen Beziehungen prägten. Ich erinnere mich daran, wie Kolleginnen von Erlebnissen mit ihren Eltern berichteten, und irgendwann war auch ich an der Reihe. In der Gruppe setzte ich mich mit den schwierigen Gefühlen meiner Kindheit auseinander, die so stark waren, dass ich sie sogar körperlich spürte. Als ich nach der Sitzung mit einer Freundin zu meinem Auto ging, konnte ich meinen Körper kaum wahrnehmen. Meine Umgebung schien wie durch einen Nebel von mir getrennt zu sein.

In dieser Zeit kam es häufiger vor, dass sich erlebte Gefühle körperlich auswirkten. So saß ich einmal bei wärmstem Sommerwetter mit mehreren Decken bei Freunden auf dem Balkon, weil Erinnerungen an früher mich zum Schlottern brachten. Weil sie mein Herz zum Gefrieren brachten.

Ich muss in diesen Wochen unglaublich viel geweint haben, woran ich mich gar nicht mehr erinnere, aber mein Mann hat mir das erzählt. Gleichzeitig legte ich ein heftiges Tempo vor, mit Arbeit, Fortbildungen am Wochenende, nächtlichem Chatten, der Einzeltherapie und der Selbsterfahrungsgruppe. Daraus resultierte ein kompletter Overload. Es war einfach viel zu viel für mein armes Hirn und meine arme Seele. Die aktivierten intensiven Gefühle konnte ich nicht verarbeiten – das Maß an Emotionen hat mich völlig überfordert. Leider konnte ich das damals nicht erkennen und gegensteuern. So schlitterte ich vollkommen ungebremst in eine Manie.

Bipolare Störungen

Bipolare Störungen zeichnen sich dadurch aus, dass es sowohl zum Auftreten von Tiefphasen, also Depressionen, als auch zum Auftreten von Hochphasen, also Manien, kommt. Das Ausmaß der Schwankungen übertrifft dabei um ein Vielfaches die Bandbreite von normalem emotionalem Erleben. Es handelt sich eben nicht um Stimmungs- oder Gefühlsschwankungen, die jeder hat, die Veränderungen sind viel ausgeprägter.

Die bipolare Erkrankung verläuft in Episoden, deren Länge und Ausprägung individuell sehr unterschiedlich sein kann. Sie kann zwischen Stunden und Jahren liegen. Studien zeigen, dass unbehandelte Krankheitsphasen etwa drei bis vier Monate andauern. Die meisten Betroffenen haben deutlich mehr depressive als manische Krankheitsepisoden. Zwischen den einzelnen Krankheitsschüben besteht eine relative Beschwerdefreiheit, wobei Restsymptome wie eine reduzierte Belastbarkeit oder Konzentrationsstörungen zurückbleiben können.

Bei den Bipolaren Störungen handelt es sich übrigens keinesfalls um eine Modeerscheinung. Die Erstbeschreibung geht auf Aretäus von Kappadokien im 1. Jahrhundert nach Christus zurück. Er schildert sehr treffend den Wechsel zwischen melancholischen und manischen Phasen, wobei er bereits zwischen euphorisch-manischen und gereizt-manischen Phasen unterschied. Aktuell geht man davon aus, dass etwa drei Prozent der deutschen Bevölkerung, also 2,5 Millionen Menschen, von einer Bipolaren Störung betroffen sind.

Anhand der Ausprägung der manischen Phasen werden verschiedene Verlaufsformen beschrieben: Bei der

Bipolar-I-Störung treten depressive und manische Phasen im Wechsel auf, während bei der Bipolar-II-Störung hypomanische und depressive Episoden auftreten. Das heißt, dass die manischen Phasen nicht voll ausgeprägt sind. Eine solche Verlaufsform lag bei mir bis 2010 vor. Jeden Sommer hatte ich eine Phase, in der ich energievoll, verschwenderisch, mutiger und verführerischer als normal war. Als krankhaft habe ich diese Wochen nie erlebt, sondern eher als Ausgleich für die alljährliche Winterdepression. Trotzdem ist Bipolar II nicht die weniger schlimme Erkrankung, sondern sie geht oft mit langen depressiven Phasen einher, die die Lebensqualität der Betroffenen deutlich einschränken.

Die Bipolaren Störungen können außerdem anhand der Häufigkeit der Phasenwechsel eingeteilt werden. Von einem »Rapid Cycling«, also vom »schnellen Kreiseln«, spricht man, wenn vier oder mehr Krankheitsepisoden im Jahr auftreten. Bei einem »Ultradian Cycling« treten die Stimmungsumschwünge sogar innerhalb von 24 Stunden auf. Verlaufsformen mit schnellen Wechseln sind besonders schwierig zu behandeln, und der Verlust an Lebensqualität ist oft beträchtlich, da ein geordnetes Leben wegen der ständigen Phasenwechsel kaum möglich ist.

Neben klassischen manischen und depressiven Phasen können auch sogenannte Mischphasen auftreten. Dabei liegen manische und depressive Symptome gleichzeitig oder im sehr raschen Wechsel vor. Die Betroffenen haben also Antrieb und Energie, erleben aber gleichzeitig Versagens- oder Schuldgefühle und Selbstmordgedanken. In einer solchen Phase ist das Suizidrisiko besonders erhöht.

Die ersten Krankheitssymptome treten bei der Bipolaren Störung meist im Teenageralter auf. Bis zur richtigen Diagnosestellung vergehen oft Jahre. Symptome werden zum Beispiel als Pubertätsschmerz verkannt oder einer Aufmerksamkeitsdefizit-Hyperaktivitätsstörung (ADHS) zugeordnet. Die häufigste Fehldiagnose ist die einer rezidivierenden, also einer wiederkehrenden Depression, weil Betroffene nur in den depressiven Phasen Hilfe suchen, so wie ich es auch lange getan habe. Der Schaden, der durch eine späte Diagnose entstehen kann, ist beträchtlich, da gerade in dieser wichtigen Entwicklungszeit Lebensaufgaben wie Schul- und Ausbildungsabschluss oder die Gründung einer Familie ungünstig beeinflusst werden können. Die Bipolare Störung gilt daher als eine der Erkrankungen, die mit dem größten Verlust an gesunden Lebensjahren einhergeht.

Trotzdem umweht die Bipolarität oft eine romantische Aura als Erkrankung der Kreativen, und Ernest Hemingway, Vincent Van Gogh oder Virginia Woolf werden als Beispiele angeführt. Dabei wird gern vergessen, dass all diese Künstler durch Suizid starben – genauso wie Kurt Cobain, dem auch eine Bipolare Störung nachgesagt wurde. Tatsächlich gibt es Menschen, denen es gelingt, ihre hypomanischen Phasen zu nutzen, um ihrer Kreativität Ausdruck zu verleihen. Für die allermeisten Bipolaren, die ich kenne, trifft das aber nicht zu. Durch Stars wie Britney Spears oder Kanye West landet ein schrilles und unvollständiges Bild der Bipolaren Störung in den Schlagzeilen. Die leiseren Prominenten, die sich öffentlich zu ihrer Erkrankung bekannt haben, wie zum Beispiel Catherine Zeta Jones oder Demi Lovato, erhalten leider weniger Raum.

Wie kommt es zur Entstehung von depressiven, manischen oder gar psychotischen Symptomen? Mitte der 60er-Jahre entstand die sogenannte Neurotransmitter-Hypothese, die psychische Erkrankungen mit einer veränderten Menge von Botenstoffen im Gehirn erklärte. Zuerst wurde sie für die Entstehung von Schizophrenie, also einer Erkrankung mit psychotischen Symptomen, beschrieben. Ein Zuviel des Botenstoffs Dopamin sollte für die Entstehung der Erkrankung verantwortlich sein. Dazu passte, dass Medikamente, die gegen psychotische Symptome wirksam sind, Rezeptoren blocken, an denen Dopamin andockt, um Informationen zwischen Nervenzellen zu vermitteln. Auch die Entstehung von manischen Symptomen wird mit Dopamin in Verbindung gebracht.

Während bei manischen und psychotischen Symptomen also ein Überschuss an Dopamin vermutet wurde, ging man bei einer Depression von einem Mangel der Neurotransmitter Serotonin und Noradrenalin aus. Durch Antidepressiva sollte dieser Mangel ausgeglichen werden, sodass die depressiven Symptome sich zurückbildeten. Später wurde auch Glutamat als wichtiger Transmitter bei der Bipolaren Störung entdeckt. Allerdings blieben Zweifel, wie zum Beispiel die Frage, warum Antidepressiva erst mit einer Verzögerung von etwa zwei Wochen zu wirken begannen, wenn sie doch direkt die Menge an Botenstoffen erhöhten. Heute wissen wir, dass sich die Konzentration und Verteilung der Botenstoffe auf unsere neuronalen Netzwerke auswirken und so zur Entstehung von Erkrankungen beitragen.

Vor allem die neuen Möglichkeiten der genaueren Darstellung einzelner Hirnstrukturen halfen, ein besseres

Verständnis der Wirkungsweise der Nervenzellnetzwerke zu ermöglichen. So können wir heute besser begreifen, wie komplex die Entstehung von psychischen Erkrankungen ist. Bei Menschen mit Bipolarer Störung sind Bereiche des Gehirnes im Vergleich zu gesunden Menschen verkleinert, wie zum Beispiel der Hippocampus, der für unser Gedächtnis wichtig ist, oder die Amygdala, die maßgeblich an der Emotionsregulation beteiligt ist. Auch weitere Gehirnregionen sind betroffen, ebenso wie die Vernetzung zwischen höherliegenden und tieferliegenden Arealen. Dabei spielt der sogenannte präfrontale Cortex eine wichtige Rolle, der direkt hinter unserer Stirn liegt. Er ist verantwortlich für angemessene Emotionsregulation und planvolles Handeln. Eine Störung dieses Netzwerkes erklärt also gut die Entstehung manischer und auch psychotischer Symptome. Sehr vereinfacht kann man von einer cerebralen Enthemmung sprechen.

Interessant ist, dass diese schlechte Verbindung zwischen dem präfrontalen Kortex und tieferliegenden Hirnarealen auch bei Jugendlichen gefunden wurde, die als Risikopersonen für die Entwicklung einer Bipolaren Störung gelten, aber selbst noch nicht erkrankt waren. Dies könnte in Zukunft genutzt werden, um früher mit psychotherapeutischen Interventionen zu beginnen und der Entstehung der Erkrankung vorzubeugen.

Durchgeknallt

Peter Fox:
Alles neu

Es ist achtzehn Uhr. Ich stehe im Schlafzimmer und probiere Klamotten an. Der chaotische Haufen auf dem Bett wird immer größer: zu dunkel, zu langweilig, zu weit, zu eng. Nichts passt. Ich bin aufgedreht. Ich freue mich auf die Party heute Abend. Endlich wieder feiern. Wie sehr ich mir das verdient habe nach dem MS-Schub und der fiesen Depression! Endlich wieder ich sein! Unbeschwert sein. Im Radio läuft Lena, die heute Abend beim ESC für Deutschland singen wird. *Love, oh love, I gotta tell you how I feel about you. 'Cause I, oh I, Can't go a minute without your love.* Und ich bin auch verliebt. In Lena, in den Frühling, in das Leben. Und das will ich heute Abend auch zeigen. Nicht mehr die dunklen Kleider der Depression tragen. Hatte ich nicht irgendwo noch ein pinkes Oberteil?

Florian kommt rein und schaut auf den Berg Klamotten. »Na«, neckt er mich, »mal wieder nichts anzuziehen?«

Auch für ihn ist da ganz viel Liebe. Er hat mich so unterstützt in dieser schweren Zeit. Ich zeige auf das pinke Oberteil, das ich schon seit Jahren nicht mehr anhatte.

»Nicht dein Ernst, oder?«

»Doch«, sage ich und schlüpfe rein. »Passt doch!«

Florian schaut zwar weiter kritisch, sagt aber nichts mehr. Er freut sich schließlich, dass es mir endlich besser geht, und möchte keinen Streit riskieren.

Heute Abend sind wir auf einer Party bei einem seiner Freunde aus dem Studium eingeladen. Mit Übernachtung. Ich freue mich darauf, Florians Freunde endlich näher kennenzulernen. Aufgedreht tanze ich ins Bad und beginne, mich zu schminken. Normalerweise bin ich eher wenig bis gar nicht geschminkt, aber heute will ich allen zeigen, wie glücklich ich endlich wieder bin. Also rauf mit Lidschatten, Eyeliner, Rouge und Lippenstift. Schön bunt muss es sein. Ich will das Leben feiern. Ich komme aus dem Bad und gehe zu Florian ins Wohnzimmer.

»Wow«, sagt er, »in den Farbtopf gefallen?«

»Ist cool, oder?«, antworte ich.

»Meinst du nicht, ein bisschen weniger würde es auch tun?«

»Spielverderber«, sage ich, gehe aber zurück ins Bad und nehme ein bisschen Farbe raus. Das muss genug sein.

Florian schaut zwar immer noch skeptisch, spart sich aber weitere Kommentare. Ich bin mit meinem bunten Look zufrieden und drehe mich noch ein paarmal glücklich vor dem Spiegel.

Wir steigen in unser Auto und fahren zu der Party, die im Elternhaus von Florians Freund stattfinden wird. Ich wechsle ständig die Radiosender, um die neuesten Umfragen zum Ausgang des ESC oder mal wieder *Satellite* zu hören. Florian beschwert sich hin und wieder, lässt mich dann aber machen. Kein Wunder, nachdem er mich über Wochen nur unglücklich erlebt hat. Endlich sind wir da, und ich springe beschwingt aus dem Auto und falle Florians Freunden um den Hals. Ist doch egal, dass ich sie kaum kenne. Ich fühle mich mit ihnen in Liebe verbunden.

Wir sitzen draußen, und ich habe zu allem etwas zu sagen. Meine Stimmung wird mit jedem Glas, das ich trinke, besser. Ich trinke Bier, Wein und Gin Tonic wild durcheinander.

Ständig rede ich von Lena, schaue immer wieder auf die Uhr und erkläre wieder und wieder, dass wir unbedingt den Auftritt schauen müssten. Endlich ist es so weit, ich stürme aus dem Garten ins Wohnzimmer und fordere die anderen auf, das auch zu tun. Schließlich ist es unsere Aufgabe, Lena zu unterstützen. Verklärt schaue ich auf den Fernseher und bin gefesselt von Lena. Jetzt bin ich ganz still. »Psst«, mache ich ungehalten, wenn jemand es wagt, etwas zu sagen. Ich bin mit Lena verbunden, und niemand darf die Verbindung stören. Ich habe Gänsehaut am ganzen Körper.

Dann ist ihr Auftritt vorbei, und ich gehe wieder zu den anderen in den Garten. Plötzlich riecht es nach Gras. Gras, das habe ich ja ewig nicht mehr geraucht. Schon bestimmt zehn Jahre nicht mehr oder sogar noch länger. Aber heute Abend will ich es unbedingt auch.

Florian schaut mich skeptisch an, als ich nach dem Joint greife. »Sicher?«, fragt er.

»Ja«, antworte ich. »Ich will endlich wieder feiern. Ich habe mir das verdient!«

Florian sagt nichts mehr, und so nehme ich ein paar tiefe Züge und lache mich kaputt, als ich heftig husten muss. Aber dann habe ich keine Zeit mehr, weil die Punktevergabe beginnt.

Love, oh Love singend tanze ich durchs Wohnzimmer und werde mit jedem Punkt für Lena euphorischer. Das ist nicht nur ein Sieg für Lena, sondern auch ein Sieg für mich über die MS und die Depression. Das Leben hat mich wieder. Die Liebe hat mich wieder. Ich bin unendlich glücklich, und ein warmes Gefühl durchflutet mich. Ich versuche, Florian zu mir zu ziehen, aber er winkt ab. »Komm schon, tanz mit mir«, dränge ich ihn.

Aber er möchte nicht. Langweiler. Auch die anderen kommen nicht. Ist doch egal, dann tanze ich eben allein. Ich fülle mein Glas wieder mit Gin auf. Oder ist es Wodka? Egal, Hauptsache, es knallt. Draußen wird die Party auch immer ausgelassener, und wieder macht ein Joint die Runde. Florian, der Spielverderber, versucht, mich zur Seite zu nehmen, und sagt leise: »Astrid, ich denke wirklich, du hattest genug. Du kannst ja kaum noch gerade stehen.«

»Blablabla«, murmele ich, drehe mich weg und versuche, mich zu orientieren und den Joint zu lokalisieren. *Love, oh Love*, macht es weiter in meinem Kopf – oder singe ich es laut? Ah, da ist der Joint. Cannabis soll ja auch bei MS helfen, denke ich noch schmunzelnd und nehme ein paar tiefe Züge, diesmal ohne zu husten. Na also, geht doch.

Aber dann wird mir schlecht. So richtig schlecht. Scheiße, ich muss doch wohl nicht kotzen, denke ich und beginne laut zu lachen. Echt, nichts mehr gewohnt. Ich versuche, so schnell wie möglich zur Gästetoilette zu kommen, was gar nicht so einfach ist, weil mein sowieso durch die MS beeinträchtigter Gleichgewichtssinn durch Alkohol und THC erheblich gestört ist. Gerade noch rechtzeitig schaffe ich es, den Toilettendeckel zu öffnen, bevor die erste Ladung im WC landet – zumindest hauptsächlich. Noch im Nebel nehme ich wahr, dass ich gerade in eine Villeroy-&-Boch-Toilette gekotzt habe. Das bringt mich schon wieder zum Lachen. Aber ich muss auch schon wieder kotzen. Mir ist wirklich elend, mein Kreislauf kippt weg, und ich falle auf die Seite.

Ich habe keine Ahnung, wie lange ich dort schon liege, als es an der Tür klopft: »Astrid, bist du da drin?« Es ist Florian, mein Mann, mein Geliebter. Er hat mich gefunden.

»Ja«, stöhne ich. »Mir ist nicht gut.«

»Kannst du die Tür aufmachen?«

»Ich versuche es«, sage ich und richte mich langsam auf, was dazu führt, dass ich schon wieder kotzen muss. Danach öffne ich die Tür und lasse Florian rein, der auf mich und mein in dem kleinen Raum verteiltes Erbrochenes schaut.

»Geht es dir besser?«, fragt er. Kein Vorwurf, kein Unverständnis. Ich liebe diesen Mann.

»Weiß nicht.«

»Musst du noch kotzen?«

»Glaub nicht.«

»Okay«, sagt er, hilft mir auf, hilft mir, mich sauber zu machen, und bringt mich ins Gästezimmer.

Love, oh love, klingt es weiter in meinem Kopf. Oder singe ich es immer noch mit? Ich weiß es nicht. Ich liege im Bett, und alles dreht sich. Was für eine coole Party.

Eigentlich hätte diese Party mich warnen müssen. Denn mein Verhalten dort passte überhaupt nicht zu mir. Normalerweise bin ich ein vernünftiger und überlegter Mensch. Zwar manchmal etwas zu emotional, aber stets mit beiden Beinen auf dem Boden. Ich agiere planvoll, und wenn es doch mal zu impulsiv wird, stehe ich für die Folgen ein und regle das. Auch in meinen früheren Hochphasen im Sommer, die im Rückblick betrachtet Hypomanien waren, habe ich nie den Kontakt zur Realität verloren. Aber das hier war anders. Irgendwann im Frühsommer 2010 verlor ich diesen Realitätsbezug, ohne dass ich es bemerkte. Im Rückblick ist alles so wirr, dass ich nicht einmal mehr genau sagen kann, was in welcher Reihenfolge passierte.

Zum ersten Mal verstand ich nicht, was mit mir los war. Für mich war es einfach so, dass es mir unglaublich gut ging. Ich erlebte eine Phase der Erleuchtung. Alles wurde potenziert. Farben waren bunter, Geschmäcker intensiver, und Gefühle waren überwältigend. Manche vergleichen Manischsein mit der Wirkung von Koks. Ich habe Kokain nur einmal nach meinem Abi probiert und muss sagen, Manie ist definitiv intensiver.

Ich kümmerte mich endlich einmal um meine Bedürfnisse, die ich so lang vernachlässigt hatte. Dazu gehörte auch, dass ich Ordnung in meinem Leben machte. Jeder, der mich bremsen wollte, stand mir im Weg, auf der Reise zu meinem selbstbestimmten Ich. Allen voran Florian. Er, den ich gerade noch über alles geliebt hatte, wurde innerhalb kürzester Zeit zu meinem Gegner.

Ich stehe im Wohnzimmer unserer gemeinsamen Wohnung, reiße Bücher aus dem Regal und lasse sie achtlos auf den Boden fallen. Es ist mir egal, dass sie beim Fallen aufgehen und Seiten verknicken und Buchdeckel beschädigt werden. Ich steige über Bücher, die bereits auf dem Boden liegen. Die im Weg sind, kicke ich zur Seite.

»Was machst du denn?«, fragt Florian irritiert. Ich habe ihn nicht kommen gehört, denn aus dem CD-Player dröhnt Pearl Jam. »Kannst du mal die Musik leiser stellen? Es ist fast Mitternacht, und in diesem Haus leben noch andere Menschen.«

Spießer, denke ich. »Nein«, antworte ich patzig. »Ich brauche das jetzt! Ich räume auf.«

Florian schaut skeptisch. »Wie schon im Schlafzimmer und im Essbereich? Vielleicht könntest du erst mal einen Raum fertig machen. Man kann ja vor lauter Chaos kaum noch in der

Wohnung laufen, ohne über irgendwas zu stolpern! Und mach endlich die Musik leiser. Oder willst du, dass die ganze Nachbarschaft aufwacht?«

»Du kapierst es einfach nicht, oder?«, gebe ich gereizt zurück. »Ich muss das jetzt machen. Das muss alles weg. Das zieht mich runter.«

„Ich verstehe ja, dass du dich von Dingen trennen willst, die mit schlechten Erinnerungen verknüpft sind. Aber kannst du damit nicht morgen weitermachen? Wir müssen morgen beide früh raus.«

»Nein, kann ich nicht. Verstehst du denn nicht? Ich kann nicht eine Minute länger mit den Sachen leben. Sie vergiften mich!«, schreie ich.

»Astrid, mach doch die Musik leiser, dann können wir das in Ruhe besprechen«, versucht Florian es erneut.

Ich spüre, wie es in mir brodelt. Der Zorn ist heiß und nicht zu bändigen. »Du willst also nicht, dass es mir besser geht? Du stellst dich mir in den Weg, in einer so wichtigen Sache? Wie kannst du nur! Warum bist du gegen mich?«

Florian schaut mich entgeistert an. »Jetzt komm mal wieder runter.«

Wie ich diesen Satz hasse!

»Runterkommen!«, schreie ich. »Ich soll also runterkommen? Was bildest du dir eigentlich ein? Du hast mir gar nichts zu sagen. Du Arschloch! Du willst mich wohl kleinhalten. Warum willst du mir schaden?!« Ich nehme ein weiteres Buch aus dem Regal und schleudere es in Florians Richtung.

Er schaut mich völlig schockiert an, sagt aber nichts mehr.

In diesem Moment geht die Türklingel, und ich höre die Stimme unseres Vermieters, der im selben Haus im Erdgeschoss wohnt. »Ist bei Ihnen alles in Ordnung?«, fragt er, während aus der Anlage *Once* dröhnt.

»Ja, alles gut«, höre ich Florian sagen.

»Könnten Sie dann vielleicht die Musik leiser machen?«

»Ja klar, kein Problem«, sagt Florian.

Kein Problem? Natürlich ist das ein Problem. Ich brauche diese Musik jetzt. Sie ist Teil meines Reinigungsprozesses. Ich muss mich von meiner Vergangenheit lösen. Warum versteht er das nicht? Warum unterstützt er mich nicht gegen diesen Arsch von Vermieter? Mein Mann muss schließlich zu mir stehen, anstatt mich zu behindern.

»Das war ja die letzten Tage öfter mal so, dass die Musik auch spät noch sehr laut war«, beschwert sich der Spießer-Vermieter weiter.

»Ja, bitte entschuldigen Sie«, schleimt mein Mann. »Ich rede mit meiner Frau.«

Warum sagt er dem Vermieter nicht, dass das gerade für mich wichtig ist? Warum verteidigt er mich nicht? Warum ist er so ein Schwächling?

Auf einmal ist die Musik aus. Egal wie sehr ich an der Anlage drehe: Stille. Es dauert, bis ich verstehe, dass Florian die Sicherung für den Essbereich, wo die Anlage steht, umgelegt hat. Mein Zorn steigt ins Unermessliche. Was für eine Unverschämtheit! Was für ein Eingriff in meine Freiheit! Was bildet der sich ein! Schließlich tue ich alles für ihn. Füttere ihn durch und finanziere sein Scheißstudium. Und das ist der Dank! Fick dich, Florian, fick dich! Wie konntest du mich nur so lang so täuschen! Wütend stürme ich Richtung Flur. Bereit, Florian niederzubrüllen. Ihm zu sagen, was für ein Schmarotzer er ist. Aber der Flur ist leer.

»Florian«, schreie ich. »Wo bist du?«

Keine Antwort. Ich checke die Schlafzimmertür. Abgeschlossen. Egal, er muss sich das jetzt anhören. Das ist mein Recht. Endlich traue ich mich, die Wahrheit auszusprechen. Endlich verstehe ich, was gut für mich ist. Endlich begreife ich, wie ich glücklich und frei sein kann. Und was macht er? Er stellt sich gegen mich. Wie kann er das nur tun? Meine Wut wird zu Hass.

Ich setze mich an den PC und öffne werkenntwen. Ich muss meinen Frust jetzt rauslassen, sonst platze ich. Schnell finde ich eine Gruppe zum Thema Trennung und schildere sehr eindrücklich, wie Florian sich verhält. Natürlich aus meiner aktuellen Sichtweise. Die Reaktionen sind klar: »Trenne dich, den brauchst du nicht. Der behindert dich nur.« Ja, denke ich, genauso ist es. Die Antworten stacheln mich noch mehr auf. Ich tigere durch die Wohnung und rede dabei laut mit mir selbst. Ich erinnere mich an alle Dinge, die Florian falsch gemacht hat. Insbesondere an Situationen, in denen er mich gebremst hat. Was nimmt er sich eigentlich raus! Ich bin wichtig! Was andere wollen, ist egal. Was er will, ist egal. Ich bin jetzt dran. Und wenn er das nicht versteht, kann er gehen. Dann kann er sehen, wo er bleibt.

Inzwischen ist es zwei Uhr. Egal, ich melde mich morgen krank. Es ist nur noch ein Arbeitstag, dann habe ich eh Urlaub. Ich schaue mich um und betrachte den Boden, auf dem überall Sachen verstreut liegen. Ich muss das fertig machen. Ich muss mich davon frei machen. Das ist jetzt das Wichtigste. Ich bin jetzt das Wichtigste. Alles andere kann warten. Am liebsten möchte ich alles verbrennen. Auslöschen. Endlich ohne diese Mitgift starten. Ich setze mich auf den Boden und sortiere weiter. Bis ich irgendwann dabei einschlafe.

Ich wache davon auf, dass Florian ins Bad geht. »Guten Morgen!«, rufe ich mit gereiztem Unterton. »Na, gut geschlafen?«

Florian schaut mich an. »Ich kann das jetzt nicht schon wieder«, sagt er leise.

Die Ampel in mir springt auf Rot. »Du kannst das jetzt nicht? Und was ist mit mir?« Ich beginne laut zu weinen. »Warum bin ich dir nicht wichtig? Warum zählt immer nur, was du gerade kannst?«

Florian geht zurück ins Badezimmer und schließt die Tür ab, während ich weiter zetere und meine Wut weiter wächst. »Du kannst nicht ewig im Bad bleiben, irgendwann müssen wir reden.«

Florian öffnet die Tür: »Reden? Wann haben wir zuletzt geredet? Du bist doch nur noch am Schreien.«

Ich sehe ihn kalt an. »Ich glaube, wir sollten uns trennen. Du behinderst mich nur. Und du nutzt mich aus. Du willst nur mein Geld. Was gut für mich ist, ist dir doch scheißegal.«

Florian schaut mich entgeistert an. »Was? Vor zwei Wochen lagen wir noch in Holland am Strand, eng eingekuschelt unter einer Decke, und du hast mir gesagt, wie sehr du mich liebst, und jetzt willst du dich trennen?«

»Ja, weil ich endlich erkannt habe, was wirklich gut für mich ist. Und du bist es definitiv nicht.«

Unglaube spiegelt sich auf Florians Gesicht. »Das kann nicht dein Ernst sein.«

»O doch«, entgegne ich kalt. »Ich habe jetzt endlich den Durchblick. Jetzt kannst du mich nicht mehr täuschen.«

»Dich täuschen? Was redest du da eigentlich?«

»Dein Spiel ist aus.«

Florian schüttelt den Kopf. »Ich muss jetzt erst einmal in die Uni. Was ist mit dir? Musst du nicht auch arbeiten?«

»Das geht dich gar nichts an!«, fauche ich wieder lauter.

»Dann mach halt, was du willst«, sagt Florian resigniert.

»Genau!«, schreie ich, »ICH MACHE JETZT ENDLICH MAL, WAS ICH WILL!!! Und niemand wird mich daran hindern!«

Florian verlässt unsere Wohnung ohne ein weiteres Wort. Egal. Ich muss sowieso weiter aufräumen, und dabei ist er nur im Weg. Ich schaue mich um und überlege, wo ich stehen geblieben bin. Genau, die Bücher. Aber erst mal wieder Musik an. Diesmal Nine Inch Nails. Eigentlich ist mir das viel zu hart, aber im Moment ist es genau das Richtige. Ich spüre mit jedem Takt, wie die Energie in mir größer wird. Energie, die ich dringend brauche, um all das aus meinem Leben zu entfernen, alles, was mich daran hindert, ich selbst zu sein. Ich brauche keine Fesseln mehr. Ich will endlich frei sein.

In der nächsten Zeit wurde es immer schwieriger zwischen Florian und mir. Ich glitt tiefer in die Manie ab und wollte ihn loswerden. Er verstand nicht, was in mir vorging, warum ich ihn plötzlich so zurückwies. Er war von den Entwicklungen völlig überrascht und überfordert. Schließlich hatte er eine solche Phase mit mir noch nie erlebt. Er versuchte also, die Situation zu kitten, was aufgrund meiner explosiven Emotionen aber nicht möglich war, da mein rationales Ich nicht mehr erreichbar war.

In diesem Sommer gab es häufig einen Grund zum Feiern und um über die Stränge zu schlagen. Es war Juni, die Fußball-WM in Südafrika stand an. Normalerweise bin ich kein riesiger Fußballfan. Ich habe eine gewisse Affinität zu Borussia Dortmund und schaue mir meist die EM oder WM an. Der ganze patriotische Kram mit Deutschlandfahnen am Auto oder Bemalung im Gesicht ist mir allerdings ziemlich fremd. 2010 war das anders. Ich war der größte Fan ever, deckte mich mit Deutschlandartikeln ein und fühlte mich mit allen anderen Fans verbunden. Ich glaubte, dass unsere Energie das deutsche Team zum Sieg tragen würde.

Auch andere Dinge begannen, sich zu verändern. Zum Beispiel die Art, wie ich Auto fuhr. Eigentlich bin ich eine sehr vorsichtige, etwas unsichere Autofahrerin. Ich bin ungern auf der Autobahn unterwegs und wenn, benutze ich selten die linke Spur. In der Manie war das anders: Ich heizte mit unserem sechs Monate alten VW Tiguan über die Piste, oft mit mehr als zweihundert Stundenkilometern, und Verkehrsregeln galten für mich nicht. Ich habe nie so viele Strafzettel erhalten wie in dieser Zeit. Tatsächlich ist das zu schnelle und rücksichtslose Fahren in der Manie ein sehr typisches Symptom bei vielen Betroffenen. Wenn mir die Welt gehört, gehört mir natürlich auch die Autobahn. Diese aggressive Fahrweise hat mich in gefährliche Situationen gebracht, und ich glaube, dass ich in meiner Manie einen aufmerksamen und sehr beschäftigten Schutzengel hatte.

Gleichzeitig wurden meine Handlungen immer desorganisierter. So betankte ich unseren neuen Diesel mit Benzin. Natürlich war die Tankstelle schuld. Die hatten die Ladesäulen nicht ausreichend kenntlich gemacht. Komisch, dass auf meine diesbezüglichen Beschwerden niemand einging. Außerdem verfuhr ich mich ständig, fand trotz Navi Wege nicht mehr.

Und ich schlief immer weniger, obwohl ich mir inzwischen Schlaftabletten besorgt hatte. Ungefähr zu dieser Zeit fing es auch an, dass ich in meinem Umfeld Botschaften für mich fand. Vor allem auf den Nummernschildern der Autos, die vor mir fuhren oder die ich überholte, entdeckte ich geheime Zeichen. Zum Beispiel sah ich einmal besonders oft die Kombination »SB«, was eine Botschaft dafür war, endlich mal wieder eine Freundin mit den gleichen Initialen anzurufen. »SC« vermittelte das Wort Scheidung. Heute kann ich gar nicht mehr nachempfinden, ob es eher die Zahlen oder die Buchstaben waren. Wahrscheinlich hat mein Gehirn alles so zusammengesetzt, wie es gerade gepasst hat. Übrigens ist dieses Nachrichtenerhalten durch Nummernschilder ebenfalls ein Symptom, das bei vielen psychisch kranken Menschen mit verschiedenen Diagnosen auftritt.

Während der dreißig Tage der Fußball-WM überschlugen sich die Ereignisse. Das Eröffnungsspiel sah ich noch mit Florian bei gemeinsamen Freunden, beim Halbfinale war ich schon ausgezogen und am Tag nach dem Finale bereits in einer psychiatrischen Klinik. Zunächst zog ich zu Freunden, dann zu einem neuen Mann, und schließlich kam ich bei meinem Lieblingsonkel unter – all das geschah innerhalb weniger Wochen. Alles war schnell, heftig, impulsiv und ungeplant.

Als ich nach meinem Urlaub an die Klinik zurückkehrte, fiel dort schnell auf, dass ich nicht in der Lage war zu arbeiten. Mein Rededrang war auch am Arbeitsplatz groß und meine Klamotten unangemessen sexy. Schon am zweiten Tag nach dem Urlaub holte mich der für mich zuständige Chefarzt in sein Büro und empfahl mir, mich krankschreiben zu lassen. An ein längeres Gespräch mit ihm kann ich mich nicht erinnern.

Ich weiß aber noch, dass er mir sagte, dass ich nichts falsch gemacht habe. Mit einem Rezept für Lithium, einem Medikament, das bei Bipolaren Störungen und Manien hilft, schickte er mich nach Hause. Dass er und andere Kollegen mir sagten, dass sie mich für krank hielten, kam nicht bei mir an. Die Überzeugungskraft der Manie war stärker.

Noch heute frage ich mich, wie es dazu kommen konnte. Auch mehr als zehn Jahre später macht es mich fassungslos, dass ich so die Kontrolle über mein Leben verloren habe. Und so richtig habe ich mir das immer noch nicht verziehen, obwohl ich ja weiß, dass die fehlende Krankheitseinsicht das Hauptproblem in der Manie ist. Betroffene merken nicht, dass etwas gewaltig schiefläuft. Auch ich habe es nicht gemerkt. Alle Rückmeldungen und Warnungen ignorierte ich, nahm sie nicht ernst oder bekämpfte meine »Feinde«, die mir meine gute Zeit nicht gönnten, bis aufs Blut.

Ich schlief immer weniger, rauchte immer mehr, trank zu viel Kaffee und zu viel Alkohol. Ich war ständig in Bewegung, ununterbrochen im Kontakt mit anderen Menschen. Pausen waren langweilig, dafür war meine innere Energie viel zu stark. Florian versuchte, mich zu bremsen, und wurde daher mehr und mehr zu meinem größten Feind. Ich war immer auf der Suche nach der nächsten Party und fühlte mich sexy und unwiderstehlich. Und das hatte eine Auswirkung auf die Männer, denen ich begegnete. Ich flirtete viel und erhielt positives Feedback. Das vergrößerte die Wut und den Hass auf Florian, für den ich über Jahre auf so etwas hatte verzichten müssen.

Ich fand immer mehr Dinge an ihm, die mich störten. Zu einem geringen Teil waren dies Dinge, die auch objektiv schwierig waren, aber jetzt wurden sie absolut, also zum Beispiel die

Tatsache, dass Florian kein Geld verdiente. Ich blendete dabei völlig aus, dass er ein sehr anspruchsvolles Psychologiestudium in Maastricht absolvierte. Dazu kam dann noch die tägliche Pendelei von Aachen aus, sodass es fast unmöglich für ihn war, nebenbei noch zu jobben. Auf der anderen Seite setzte es mich unter Druck, die Alleinverdienerin zu sein, was nicht vorteilhaft für meine Gesundheit war. Aber ich war nicht mehr in der Lage, das auf einer sachlichen Ebene zu besprechen, sondern warf Florian vor, mich auszunutzen. Gleichzeitig bremste er mich, während ich die vermeintlich beste Zeit meines Lebens erlebte.

Er war ein Hindernis. Er musste weg.

Natürlich konnte er das nicht begreifen. Innerhalb weniger Tage wurde er von meinem Ehemann, der schon so viel mit mir erlebt, mich trotz MS und Depression nicht verlassen hatte, der mir vertraute und dem ich vertraute, zu meinem größten Feind. Die Geschehnisse müssen ihn überrollt haben.

Gleichzeitig war meine Libido unglaublich gesteigert, auch das ist ein klassisches Symptom der Manie. Nur flirten war nicht mehr genug, ich wollte eine neue Beziehung. Oder vielleicht auch einfach nur Sex. So steuerte ich meine Ehe endgültig ins Aus und mich in einen Strudel aus Partys und irrationalen Entscheidungen.

Es ist neunzehn Uhr, und ich sitze allein in unserer Wohnung. Florian ist nicht da, er will bei Freunden Fußball schauen und den Kopf frei kriegen. Er kapiert einfach nicht, dass es vorbei ist. Ich wollte nicht mit.

»Bleibst du zu Hause?«, hat Florian gefragt.

Als ob ihn das noch was angehen würde. »Jahaa«, habe ich genervt geantwortet. Muss er mich eigentlich immer kontrollieren? Das geht ihn schließlich gar nichts mehr an. Die Musik dröhnt schon wieder aus den Boxen. Es kann nicht laut genug sein. Meine Gedanken rasen, springen hin und her. Kaum fange ich einen auf, springt bereits der nächste dazwischen. Ich schaue mich um. Alles ödet mich an. Langweilt mich. Ich klappe den Laptop auf und checke meinen werkenntwen-Account. Ein Typ aus der Glückskatzengruppe hat mir ’ne blöde Nachricht geschickt. Will mich wohl anmachen. Sorry, aber für dich alten Knacker bin ich viel zu hot. Ich scrolle weiter. Hey, was ist das: Party in Düren in einer Hütte. Stimmt, die Kollegen von der Pflege hatten so was erzählt. Ist irgendwie untergegangen. Kein Wunder, so viel wie gerade los ist.

Das Telefon klingelt. Auf dem Display lese ich »Sonja«. Ich dachte mal, dass sie eine gute Freundin wäre. Aber dann hat sie die Tür nicht aufgemacht, als ich bei ihr geklingelt habe, um ihr von meiner Trennung zu erzählen. Hat einfach behauptet, sie wäre nicht da gewesen. Dabei bin ich mir ganz sicher, dass sie da war. Ich habe schließlich ihr Auto gesehen. Nee, die kann mich mal. Mit der will ich sicher nicht reden. Endlich hört das Klingeln auf. Ich drehe die Musik noch ein bisschen lauter. Heute sind es mal wieder die Nine Inch Nails, *I wanna feel you from the inside*, gröle ich mit. Die laute Musik pusht mich höher, und meine Gedanken wandern zurück zu der Party. Die ist in Düren, und ich sitze in Aachen. Im konservativen Stadtteil Richterich. Dem langweiligsten Platz auf Erden. Aber wie soll ich da hinkommen? Florian ist mit dem Auto weg. Zug? Viel zu kompliziert. Bus? Dauert viel zu lang. Warum nicht einfach ein Taxi? Zu teuer? Es sind knapp 45 Kilometer bis nach Düren. So teuer wird das schon nicht sein. Und sogar wenn: Ich arbeite schließlich hart genug für mein Geld. Dann kann ich ja wohl auch entscheiden, für was ich es ausgebe. Ja, ich werde das machen. Ich fahre zu der Party. Und ich werde die Königin der Party sein. Außerdem ist es höchste Zeit, das neu gekaufte Make-up zu testen. Ich stürme ins Bad und beginne, mich zu bemalen. Smokey Eyes, leuchtend roter Lippenstift, knalliges Rouge. Vielleicht zu viel für ein Sommerfest? Quatsch. Es kann gar nicht genug sein. So, jetzt das Outfit. Alles erscheint mir zu brav. Zu konservativ. Doof. Ich will zeigen, was ich zu bieten habe. Schließlich fühle ich mich gerade so sexy wie eigentlich noch nie in meinem Leben. Ich hab's: Ich schneide einfach meine Lieblingsjeans ab. Dazu die Bluse mit dem tiefen Ausschnitt: Das sollte gehen. Zufrieden betrachte ich mein Werk im Spiegel. Dramatisch. Sexy. Unwiderstehlich. Ich greife zum Telefon und rufe ein Taxi. Der Taxifahrer schaut ein wenig verwundert, dass ich bis nach Düren fahren will, sagt aber nichts. Die gesamte Fahrt über unterhalte ich ihn prächtig. Aufgeputscht komme ich bei der Party an.

Simon, der Krankenpfleger, der heute seinen 40. Geburtstag feiert, begrüßt mich freudig. »Astrid, was für eine Überraschung. Wie schön, dass du auch da bist.«

Ich schaue Simon tief in die Augen: »Klar, wenn du feierst!« Ich fand Simon schon immer ein bisschen heiß. Aber auch nur an Flirten war natürlich nicht zu denken gewesen. Schließlich war ich vergeben. Aber jetzt, wo ich mich getrennt habe, sieht das natürlich anders aus. Jetzt kann ich Simon klarmachen.

»Willst du was trinken?«, fragt er mich.

»Klar. Was hast du da?«

»Bier, Wein, alles Mögliche.«

»Auch was Stärkeres?«

»Wie wäre es mit Wodka-O?«

»Super, her damit.«

Als ich den Becher in den Händen halte, schaue ich mich um und scanne die anderen Gäste. Nur ein paar der Anwesenden kommen mir von der Arbeit bekannt vor. Cool, also eine super Gelegenheit, neue Leute kennenzulernen. Ich wandere zwischen den verschiedenen Gruppen hin und her. Ich bin eine tolle Gesprächspartnerin, witzig und schlagfertig. Mein Verstand arbeitet messerscharf, und ich habe immer neue Geistesblitze, die ich mit allen teilen muss. Gleichzeitig beobachte ich Simon. Es ist dunkel geworden, und er ist inzwischen auf der Tanzfläche. Meine Gelegenheit. Ich verlasse meine aktuelle Gesprächsgruppe, ohne den letzten Satz zu beenden, und tanze Simon an, mit meinem Becher Wodka in der Hand.

»Hey«, sagt er, »hast du Spaß?«

»Ja, es ist mega!«, antworte ich. Ich strahle ihn an und ziehe meine Bluse noch ein Stück runter. »Weißt du eigentlich, dass ich dich schon immer ganz süß fand?«, frage ich ihn mit einem koketten Augenaufschlag.

Simon wirkt irritiert.

»Ja, wirklich. Du hast was Besonderes«, lege ich nach.

»Okay«, reagiert Simon erstaunt. »Danke.«

Oh, er geht auf mich ein. Zeit, härtere Geschütze aufzufahren. »Weißt du, ich wollte schon immer mal mit dir ins Bett!«, erkläre ich ihm fröhlich und so laut, dass auch etliche andere Partygäste es mitbekommen. Aber das ist mir egal. Ich bin selbstbewusst genug, um meine Wünsche auszusprechen.

Simon antwortet nicht.

»Ja«, wiederhole ich, »ich wollte schon immer mal mit dir schlafen.«

Simon schaut mich irritiert an. »Astrid«, sagt er mit einem Tonfall, den er manchmal auch Patienten gegenüber verwendet. »Das ist ein tolles Kompliment. Aber kann es sein, dass du ein bisschen zu viel getrunken hast?«

»Quatsch«, entgegne ich. »Ich bin nur endlich frei und kann sagen und machen, was ich will. Also, was meinst du?«

Aber Simon lässt mich wieder abblitzen. »Nee, Astrid, du weißt, dass ich dich wirklich schätze. Aber nicht auf diese Weise.«

Arschloch, denke ich. Der weiß echt nicht, was ihm entgeht. Selbst schuld. Ich drehe ihm den Rücken zu und tanze weiter. Und jetzt? Ich will weiter flirten, mich austesten, nach fast zehn Jahren monogamer Beziehung habe ich mir das ja wohl verdient. Mein Glas ist auch schon wieder leer. Und immer später wird es auch. Ich muss jemanden klarmachen, und zwar jetzt.

Inzwischen ist es weit nach Mitternacht, und es sind nicht mehr so viele Menschen auf der Party unterwegs. Aber am Lagerfeuer sitzt noch eine etwa sechsköpfige Gruppe. Einer davon mit einem schwarzen Metal-Shirt ist mir schon zuvor aufgefallen. Ich steuere zielgerichtet auf ihn zu. »Hey«, sage ich möglichst lasziv, ohne Rücksicht auf das laufende Gespräch zu nehmen. »Ich bin Astrid, und du?«

»Andi«, antwortet er nach einer kleinen Pause und irritierten Blicken aus der Runde.

»Oh, Andi. Wie interessant. Das fängt ja auch mit einem A an. Wenn das mal kein Zufall ist.«

»Okay«, antwortet Andi und schaut amüsiert.

»Und, Andi, was machst du hier so?«

»Sitzen«, antwortet er.

Ich lache mich kaputt. Wie witzig er ist. Auch Andi beginnt zu lachen. Ah, denke ich, wir sind auf einer Wellenlänge. »Ich wüsste was, das spannender ist.«

»Okay, und was?«, fragt er.

»Komm einfach mit«, sage ich und halte ihm meine Hand hin.

Andi nimmt sie und kommt mit mir mit. Wir verlassen den Partyplatz und gehen zu einem Gebüsch. Ich küsse ihn, er erwidert meinen Kuss. Es fühlt sich gut an, spannend und aufregend. Ich will mehr. Sofort. Jetzt. Auch Andi ist erregt. Doof nur, dass es langsam hell wird und schon die ersten Spaziergänger mit ihren Hunden unterwegs sind. Also nicht der ideale Platz für Sex. Trotzdem ist uns beiden klar, dass wir die Situation nicht so enden lassen wollen. Dafür ist die sexuelle Spannung zwischen uns viel zu groß.

»Und jetzt?«, fragt er.

»Keine Ahnung«, antworte ich. »Können wir zu dir gehen?«

»Schwierig«, sagt er. »Ich wohne fast zweihundert Kilometer weit weg. Was ist mit dir?«

»Ich trenne mich gerade von meinem Mann, aber er wohnt noch bei mir«, sage ich. »Ist also auch ein bisschen schwierig.«

Wir schweigen beide.

»Na ja, dann halt Hotel«, schlage ich vor.

»In Düren?«, fragt er.

»Nee«, sage ich. »Lass uns nach Köln fahren. Da finden wir auf jeden Fall was.«

Wir gehen also zu Andis Auto und fahren nach Köln. Wir unterhalten uns gut, erzählen uns gegenseitig von unserem Leben und hören dazu Frei.Wild, was eigentlich nicht so meins ist, aber jetzt finde ich es toll. Andi ist Koch, bodenständig, liebt Metal und Konzerte und hat eine warme, fürsorgliche Ausstrahlung. Er ist groß und stark, höflich, und ich habe Lust auf ihn. Irgendwann sind wir in Köln, und als wir die Werbetafeln eines Hotels sehen, fahren wir in die Tiefgarage und checken ein. Wir gehen in unser Zimmer, das nur aus einem Bett zu bestehen scheint, und haben Sex. Endlich.

An Florian verschwendete ich bei alldem keinen Gedanken. Er spielte keine Rolle mehr. Unsere Beziehung war vorbei. Insofern war das auch kein Betrug. Dass Florian eine ganze Nacht und bis in den Nachmittag hinein nicht wusste, wo ich war, war mir komplett egal. Er hatte darauf meiner Wahrnehmung nach keinen Anspruch mehr.

Als ich am nächsten Tag die Tür zu unserer Wohnung in Aachen aufschloss, saß Florian in dem kleinen Flur und weinte. Ich hatte nur Hass und Verachtung für ihn übrig. »Warum weinst du? Was soll das?«

Ich ließ ihn einfach sitzen. Später würde dies eine Erinnerung sein, die mir immer wieder zu schaffen machte. Mir immer wieder vergegenwärtigte, wie kalt und ichbezogen ich in der Manie gewesen war. Eine der Erinnerungen, die mich dazu bewegt, schnell medikamentös und mit Verhaltensänderungen gegenzusteuern, wenn sich bei mir manische Symptome zeigen. Florian hat es nicht verdient, so behandelt zu werden. Ich möchte einem Menschen, der mich liebt, nie wieder so etwas antun.

Nach dieser Nacht zog ich aus und kam zunächst bei Freunden im Gästezimmer unter. Mit Andi traf ich mich weiter, auch wenn das mit viel Fahrerei verbunden war, weil er in einem Ort etwa zweihundert Kilometer von Aachen entfernt lebte. Während eines Treffens fiel mir ein kleiner, dunkel gefärbter Knubbel an einem seiner Zehen auf. Andi war deshalb schon beim Hausarzt gewesen, der es aber als Hühnerauge abgetan hatte. Mir gefiel das Gewächs aber überhaupt nicht, und ich dachte schnell an Hautkrebs. Mit der manischen Überzeugungskraft, die ich damals innehatte, gelang es mir, innerhalb weniger Tage einen Termin in einer dermatologischen Praxis zu erhalten, die meinen Verdacht bestätigte. Ich telefonierte erneut rum, und da ich mich nicht abwimmeln ließ, konnte Andi innerhalb weniger Tage operiert werden. Bei dieser OP wurde der Tumor entfernt, zum Glück hatten sich die malignen Zellen noch nicht unterhalb der Basalmembran ausgebreitet, was sehr gut für die weitere Prognose war. Andi musste nicht befürchten, dass der Tumor metastasiert hatte. Das ist die einzig richtig gute Sache, die durch meine Manie passiert ist.

Kurz darauf zog ich bei Andi ein. Er war wegen seines Fußes krankgeschrieben, und wir erlebten eine wilde gemeinsame Zeit. Er zeigte mir die Umgebung seiner Heimat, und ich fühlte mich wirklich wohl mit ihm. Ich lernte seine Eltern kennen, die natürlich sehr dankbar waren, dass mit der OP alles so schnell geklappt hatte. Alles war solide und heimatlich, und ich begann an eine Beziehung mit Andi zu glauben. Er hatte einen festen Job, war verlässlich und hatte eine herzliche Beziehung zu seinen Eltern. Auch im Rückblick denke ich, dass ich ihn wirklich mochte.

Aber meine Manie war natürlich nicht auf einmal verschwunden. Ich schlief weiterhin kaum und bekam immer weniger auf die Reihe. Ich schmiss mein Geld mit beiden Händen raus für Klamotten, Make-up, Restaurants, außerdem ließ ich mich mal wieder piercen. Andi schenkte mir einen Ring, und ich dachte an eine gemeinsame Zukunft. Aber langsam begann ich, ihn zu nerven, weil ich immer unterwegs sein wollte. Hinzu kam, dass mein Verhalten auffälliger wurde. Ich kann mich zum Beispiel daran erinnern, dass wir bei Freunden von ihm ein Deutschlandspiel schauten, bei dem ich als Einzige anhaltend laut einen Elfmeter forderte, obwohl die anwesenden Amateurfußballspieler und der Schiedsrichter auf dem Feld das nicht so sahen. Aber ich wusste alles und hatte den Durchblick. Und es war mir egal, dass mich die anderen etwas peinlich berührt anschauten.

Ich vermute, dass ich langsam wirklich anstrengend wurde. Meinem gesteigerten Rededrang konnte in meinem Umfeld kaum noch jemand folgen. Dann baute ich einen kleineren Autounfall, an dem im Rückblick eindeutig ich schuld war, durch meine manische Überzeugungskraft konnte ich die vom Unfallgegner gerufene Polizei aber davon überzeugen, dass er der Verursacher gewesen war. Sie glaubten mir, weil ich es damals selbst glaubte und meinen Standpunkt wahrscheinlich sehr vehement vertreten habe.

Und dann wurde es richtig schräg, weil schließlich psychotische Symptome dazukamen. Unter psychotischen Symptomen versteht man Wahnvorstellungen, Paranoia oder Halluzinationen. Das kann passieren, wenn eine manische Symptomatik unbehandelt weiterläuft. Manche Menschen in einer Manie denken, sie seien der neue Erlöser und von Gott gesandt, um die Welt zu retten. Sie fühlen sich auserkoren. Auf meiner Station beobachte ich es oft, dass meine manischen Patienten ihre Mitpatienten heilen wollen. Zum Teil wird das richtig abenteuerlich, mit wilden Tänzen und schamanischen Beschwörungen in Fantasiesprachen.

Etwas Ähnliches erlebte ich in einer abgemilderten Form. Ich dachte, ich könnte bei meinen Mitmenschen sofort merken, wenn sie etwas Traumatisches durchgemacht hatten. Hier vermischten sich Realität und manisches Erleben. Ich habe eine traumatherapeutische Ausbildung und bin dadurch darin geschult, Verhalten zu erkennen, das auf Traumaerfahrung hindeuten kann. Aber natürlich nur im therapeutischen Kontext und nicht ungefragt bei meinen Mitmenschen. So nervte ich Andi mit meiner Theorie, dass er, das Einzelkind, sicher mal ein Geschwisterkind gehabt habe, dessen Tod ihm seine Eltern verschweigen würden. Und ich war so überzeugt davon, dass Andi tatsächlich seine Eltern danach fragte.

Spätestens zu diesem Zeitpunkt war wohl der gesamten Familie klar, dass mit mir etwas nicht stimmte. Aber noch blieb ich bei Andi, bis sich die Situation weiter verschärfte.

Ich sitze auf der Toilette in Andis Badezimmer und pinkele wie immer auf das Persona-Teststäbchen. Weil die Pille Hormonschwankungen und auch Depressionen auslösen kann, habe ich im Rahmen meines Veränderungswahns beschlossen, auf natürliche Verhütung umzusteigen. Als ich fertig bin, stecke ich das Stäbchen in den kleinen Monitor. Was, zwei Streifen! Ich bin schwanger! Freude durchflutet mich. Endlich würde ich ein Baby und eine Familie haben. »Andi, Andi, komm schnell ins Bad!«, rufe ich.

»Was ist denn?«, antwortet Andi schlaftrunken.

»Ich bin schwanger, der Persona-Test hat zwei Streifen!«

»Was, ach du Scheiße!«, ruft Andi, zu meinem Erstaunen gar nicht begeistert.

Wieso reagiert er so komisch? »Freust du dich denn nicht?«

»Spinnst du? Wir kennen uns doch kaum. Außerdem will ich kein Kind.«

Ich kann es kaum glauben, warum ist er so ablehnend? »Aber wieso nicht? Es ist doch alles so schön mit uns.«

Andi antwortet nicht.

»Überlege doch mal, wie viel Spaß wir gerade haben.«

Er sieht mich entgeistert an: »Denkst du nicht, es gehört etwas mehr dazu, ein Kind großzuziehen?«, fragt er und verlässt das Badezimmer.

Was für ein Idiot, denke ich. Wie habe ich mich nur so in ihm täuschen können. Dabei hatten wir erst gestern einen so tollen Abend. Wir haben uns aufgestylt, er sogar im Anzug, und sind in einem wirklich teuren Restaurant essen gewesen. Anschließend sind wir an den Rhein gefahren, weil ich unbedingt noch in der Nacht schwimmen gehen wollte. Der Rhein würde mir wohl nichts anhaben können, schließlich war ich eine gute Schwimmerin. Andis Befürchtungen zerstreute ich. Als ich dann im Wasser war, sah das allerdings anders aus. Die Strömung erfasste mich schnell, und kurz hatte ich wirklich Angst, dass ich es nicht aus dem Wasser herausschaffen würde. Aber dann steuerte ich gegen und bekam wieder Grund unter die Füße. Wie ich gesagt hatte, der Rhein konnte mir nichts anhaben. Das bisschen Strömung war kein Problem für mich.

Ich gehe unter die Dusche, noch immer enttäuscht von Andis Reaktion. Na egal. Dann würde ich das Kind eben allein großziehen. Das würde ich schon hinbekommen. Das schaffen andere Frauen schließlich auch. Nach dem Duschen gehe ich in die Küche, wo Andi schon mit einer Tasse Kaffee am Tisch sitzt.

»Astrid«, sagt er, »wir müssen reden.«

»Okay«, sage ich, »aber wenn es um das Kind geht, das werde ich behalten.«

»Darum geht es nicht, das heißt, nicht nur.«

»Was dann?«, frage ich feindselig.

»Ich glaube, ich will nicht mit dir zusammen sein.«

»Was?«, frage ich völlig entgeistert. »Das kann nicht dein Ernst sein!«, schreie ich und werde lauter. »Willst du mich verarschen?«

»Ich glaube nicht, dass das mit uns funktioniert.«

»Aber es läuft doch super! Was hast du auf einmal?«

Andi schaut mich an. »Ich muss mich vor dir nicht rechtfertigen.«

»Ach ja«, unterbreche ich ihn. »Aber zum Ficken war ich gut genug, ja?«

»Ich glaube, du solltest jetzt gehen.«

Ich beginne, heftig zu weinen. »Aber wohin denn?« Zurück nach Aachen zu Florian geht auf keinen Fall, und bei meinen Freunden in Düren habe ich verbrannte Erde hinterlassen, nachdem ich unter anderem einfach frühmorgens, also gegen vier Uhr, ohne zu fragen ihr Auto genommen habe und über die Autobahn geheizt bin, um mir Kippen zu kaufen. Ich konnte ja schließlich nichts dafür, dass in Düren alle Tankstellen nachts zu waren.

»Das ist nicht mein Problem«, sagt Andi.

Wie kann er nur so zu mir sein? Der Mann, dessen Leben ich gerettet habe. Der Mann, der nun gefälligst sein Leben mit mir teilen soll. Meine innere Anspannung steigt mehr und mehr an. Ich spüre den Druck körperlich. Es fühlt sich an, als würde ich gleich explodieren. Meine Muskeln beginnen zu zittern. Ich muss mich irgendwie entladen. Ich beginne zu schreien. Keine Worte mehr, sondern ich stoße nur noch Laute aus.

»Spinnst du!«, schreit Andi jetzt auch. »Du weckst ja alle auf. Jetzt beruhige dich.«

Aber an Beruhigen ist gar nicht zu denken. Ich muss raus. Ich packe meine Handtasche mit den Autoschlüsseln und stürme aus der Wohnung. Ich rase durch den kleinen Ort und fahre zur Autobahn, die Musik laut aufgedreht. *Fuck you I won't do what you tell me*, tönt es aus den Boxen. *Killing in the name of* von Rage Against the Machine in Endlosschleife. Wie kann er mich nur so enttäuschen. Dieser Arsch. Was soll das? Sicher wird er seine Meinung noch ändern, schließlich sind wir füreinander bestimmt. Tränen laufen mir über die Wangen, doch das hindert mich nicht daran, über die linke Spur hinwegzurasen. Aber meine Anspannung nimmt nicht ab. Inzwischen fühlt es sich an, als würde mein gesamter Körper brennen. Ich muss dieses Gefühl loswerden und beginne, mir selbst auf die Oberschenkel zu schlagen. Aber es hilft nicht. Dann komme ich in eine lange Baustelle, mit zwei statt drei Spuren und nur einem schmalen Standstreifen daneben. Egal, ich muss raus aus dem Auto. Jetzt. Ich stoppe also mitten an der Baustelle, steige aus dem Auto und schreie und schlage mich selbst, damit die Anspannung endlich abnimmt.

Noch heute wundert es mich, dass damals keiner der Vorbeifahrenden die Polizei informiert hat. Und es wundert mich auch, dass mir nichts passiert ist. Zu meinem Glück ist es nur ein einziges Mal vorgekommen, dass ich so starke körperliche Symptome hatte. Ich weiß nicht mehr, wie lange ich dort stand. Irgendwann wurde es etwas besser, und ich konnte weiterfahren. Aber wohin? Ich fühlte mich komplett allein auf der Welt. Wie konnte es nur sein, dass mich alle so unfair behandelten? Sahen sie denn nicht, was für ein wunderbarer, begnadeter Mensch ich bin? Ich hasste sie. Fuck them all.

Manisch sein bedeutet nicht, komplett euphorisch zu sein. Nur die wenigsten bipolaren Menschen erfahren reine »Glückspsychosen«. Die meisten werden sehr wütend und gereizt im Verlauf der manischen Phase. Und das erlebte auch ich immer mehr. Ich fütterte diese Wut noch durch entsprechende Musik und durch die Gedanken, in die ich mich immer mehr reinsteigerte und die alle damit zu tun hatten, dass der Rest der Menschheit mir gegenüber unfair war. Das fing schon an, wenn ich irgendwo auf etwas warten musste. Was fiel diesen Menschen ein, meine kostbare Zeit zu verplempern? Warum beeilten sie sich nicht? Merkten sie denn nicht, wie besonders ich war? Sie behinderten mich, und Hindernisse mussten aus dem Weg geräumt werden. Egal ob auf der Autobahn oder sonst in meinem Leben.

Aber die Wut half mir nicht dabei, meine Probleme zu lösen. Wo konnte ich jetzt hin? Wer würde mich aufnehmen, bevor ich für mich und das Kind ein neues Zuhause fand? Während ich weiter über die Autobahn raste, sortierte ich meine Möglichkeiten. Wie wäre es mit meinem Onkel, dem Bruder meines Vaters? Das war nicht allzu weit weg von meinem Arbeitsplatz in Düren. Und was noch wichtiger war, dort hatte ich mich immer wohl- und aufgehoben gefühlt. Ich hielt also am nächsten Rastplatz und rief meine Tante an. Das an sich war schon ein wenig ungewöhnlich, Florian und ich hatten meinen Onkel und meine Tante zwar ein paar Mal besucht, aber ein richtig enger Kontakt bestand nicht.

Ich wählte also ihre Nummer.

Meine Tante nahm den Hörer ab. »Hallo, Astrid, was gibt's?«, fragte sie.

Und ich begann zu weinen, erzählte ihr von meiner Trennung von Florian, meiner Schwangerschaft und dass ich einen Platz zum Bleiben brauchte. Und natürlich sagte meine Tante Ja. Das hat mich sicherlich vor viel weiterem Chaos bewahrt. Bei meinen manischen Patienten erlebe ich oft, dass sie vor einer meist unfreiwilligen Aufnahme in die Psychiatrie heimatlos sind, immer neue Bekanntschaften schließen und ziellos durch die Gegend tingeln. Sie sind auch sehr offen dafür, sich alternativen Lebensgruppen anzuschließen. Alles, was einen Gegenpol zum als langweilig und einengend erlebten Spießerleben darstellt, ist hochwillkommen. Und besonders attraktiv ist es, herumzureisen. Dazu ist es in meinem Fall nicht gekommen, und ich zog stattdessen zumindest vorübergehend bei meinen Verwandten ein.

Auch meinen Onkel und meine Tante machte ich wahnsinnig. Ich schlief nicht und rauchte quasi permanent, obwohl ich ja in meiner Wahrnehmung schwanger war. Die beiden versuchten wirklich, mir zu helfen. Sie baten meine Cousine, die ebenfalls Ärztin ist, zu ihnen zu kommen und mich zu überzeugen, in eine Klinik zu gehen. Sie halfen mir, Arzttermine zu organisieren. Meine Cousine begleitete mich am Wochenende in eine gynäkologische Notaufnahme, wo von einer Schwangerschaft absolut nichts zu sehen war. Also machte mein Gehirn daraus, dass ich eine Fehlgeburt gehabt haben musste.

Leserinnen, die selbst Persona verwenden, ist vermutlich aufgefallen, dass zwei Streifen keine Schwangerschaft, sondern lediglich die fruchtbaren Tage anzeigen. Etwas, das ich eigentlich auch wusste, das zu diesem Zeitpunkt aber von meinem Gehirn verdreht worden war. Ich war so fest von einer Schwangerschaft ausgegangen, dass die logische Folge eine

Fehlgeburt war, statt der Missinterpretation eines Verhütungsmonitors. Tatsächlich ist die Wahnvorstellung, schwanger zu sein, ein häufiges psychotisches Symptom bei Frauen. Noch über achtzigjährige Frauen sind dann manchmal überzeugt davon, in anderen Umständen zu sein und bald ein Kind zu bekommen. Bei mir spielte sicherlich mein bestehender Kinderwunsch, den wir wegen der MS immer weiter nach hinten verschoben hatten, eine Rolle.

Später hat es mich beeindruckt, wie stark meine Überzeugung damals war. Nichts, was die Ärzte oder meine Familie mir erzählt hatten, konnte mich davon überzeugen, dass es diese Schwangerschaft nicht gab. Gerade diese Erfahrung hilft mir aber heute sehr, mehr Verständnis für meine Patienten mit psychotischen Symptomen zu haben. Ich habe erlebt, wie stark und unveränderbar solche Überzeugungen sind.

Aber zu etwas Positivem führte diese vermeintliche Fehlgeburt doch. Ich war endlich bereit, in eine Klinik zu gehen. Ich wurde mir bewusst, dass es mir nicht gut ging – wobei meine »Erklärung« dafür war, dass ich nach der Fehlgeburt in eine Depression geraten war. Und das war ja wohl absolut nachvollziehbar. Auch das geschah unbewusst. Ich rief also meinen Doktorvater Jens an, der inzwischen Chef einer psychiatrischen Klinik in Greifswald geworden war, und fragte ihn, ob er einen Platz für mich in seiner Klinik habe. Und natürlich sagte er Ja.

Manie

In der Bipolaren Störung bildet die Manie den Gegenpol zur Depression. Der Begriff stammt aus dem Griechischen und bedeutet so viel wie Wut, Raserei oder Wahnsinn.

In einer manischen Phase haben Betroffene viel mehr Energie, benötigen wenig bis keinen Schlaf, sprühen vor Ideen, reden ohne Unterlass, geben vermehrt Geld aus und erleben sich als unbesiegbar, sexy und unwiderstehlich. Das Verhalten ist größenwahnsinnig und grenzenlos, was häufig zu Konflikten mit den Lebenspartnern und Angehörigen führt. Hinzu kommt eine deutlich gesteigerte Libido: Viele Menschen neigen in der Manie dazu, ihren Partner zu betrügen oder sich gar zu trennen, um schnell neue »Beziehungen« zu beginnen.

Auch das Thema »Aufräumen« spielt tatsächlich oft – wie auch bei mir – in manischen Episoden eine Rolle. Ich kenne das auch von meinen Patienten. Dahinter steht der Drang, sich von Altlasten zu befreien. Oft ist dieses Aufräumen aber sehr chaotisch und unorganisiert, weil zwar die Energie da ist, aber die Struktur fehlt. Wie bei mir bleibt es oft nicht beim Aufräumen der eigenen Habseligkeiten, sondern dieses Ordnungmachen dehnt sich aus auf zwischenmenschliche Beziehungen.

Sehr oft sind davon die Partner betroffen, da sie am unmittelbarsten mit den Veränderungen in einer Manie konfrontiert sind. In solchen Fällen kann ein Kontaktabbruch die einzige Möglichkeit sein, die Beziehung langfristig zu retten.

Das zeigt auch, dass Menschen in einer Manie nicht immer euphorisch sind: Oft tritt eine gereizte, aggressive Stimmung auf. Die manischen Personen geraten dadurch vermehrt in körperliche Auseinandersetzungen, sind rastlos und ständig in Bewegung. Ein Runterfahren und zur Ruhekommen ist überhaupt nicht mehr möglich. Die Gedanken rasen, und es entstehen immer neue Ideen, die sofort umgesetzt werden müssen. Es ist für die Betroffenen kaum möglich, diese Schwankungen zu beeinflussen.

Eine Manie kann unterschiedlich schwer ausgeprägt sein: In der Hypomanie sind die Symptome weniger stark. Die Stimmung ist leicht gehoben, der Antrieb und das Aktivitätsniveau sind etwas gesteigert, aber meist noch in einem gesellschaftsverträglichen Rahmen. Einige Bipolare erleben sich in einem solchen Zustand als besonders produktiv und sehnen ihn geradezu herbei. Bei der schwersten Form der Manie treten zusätzlich psychotische Symptome auf, das heißt, man verliert zunehmend den Kontakt zur Realität. Oft besteht die Überzeugung, man wäre besonders, zum Beispiel ein Gesandter Gottes, oder der Glaube, über spezielle Fähigkeiten zu verfügen, wie zum Beispiel die Gabe, andere heilen zu können. Häufig ist auch die Wahrnehmung von eigentümlichen Zeichen oder Codes. Schließlich kann es auch zu Halluzinationen wie zum Beispiel dem Hören von Stimmen kommen, die den Größenwahn noch bestätigen.

Nur etwa fünf Prozent der Menschen im bipolaren Spektrum erleben ausschließlich Manien. Die meisten bipolar Betroffenen erleben mehr depressive als manische Phasen, und die depressiven Phasen dauern in der Regel auch deutlich länger an.

Coldplay: Fix You

Landung

Ich habe noch den Arztbrief von meinem Klinikaufenthalt damals. Im Aufnahmebefund steht, ich sei depressiv. Ich wurde in meiner Aufnahmeuntersuchung so wahrgenommen, wie ich mich fühlte, nämlich depressiv und nicht manisch. Also wurde ich auf einer offenen Psychotherapiestation aufgenommen, auf die ich eigentlich mit meiner Symptomatik nicht gehört hätte. Aber Jens, mein Doktorvater, ließ mich dort sein, was gut war. Hätte er mich auf eine »geschützte«, also geschlossene Akutstation, aufgenommen, hätte ich sicher alles versucht, um entlassen zu werden. Die angenehme, wohltuende Atmosphäre einer offenen Station konnte ich hingegen akzeptieren.

Für meine behandelnden Ärzte und Therapeuten war ich vermutlich schon eine Herausforderung und manchmal auch eine Zumutung. Ich respektierte natürlich auch in der Klinik erst mal keine Grenzen. Ich testete aus, wie weit ich gehen konnte, und übernahm die Führung so mancher Therapiegruppe. Zumindest war das meine Wahrnehmung. In der Realität habe ich wahrscheinlich nur furchtbar gestört. Es wurde den Ärzten schnell klar, dass ich nicht nur depressiv war. Also erhielt ich die Diagnose einer Bipolaren Störung mit einer gegenwärtig gemischten Episode, was bedeutet, dass sowohl manische als auch depressive Symptome vorliegen. Gemischte Episoden gelten als besonders gefährlich, weil es dabei häufig zu Suizidversuchen kommt. Auch die medikamentöse Behandlung ist kompliziert, zumal ich meinen Ärzten diesbezüglich enge Grenzen setzte. Ein Antipsychotikum, also ein Medikament, das gegen psychotische Symptome wirkte, lehnte ich ab. Ich akzeptierte nur Lithium als stabilisierendes Medikament und Bupropion als Antidepressivum. Schließlich war ich in meiner Wahrnehmung depressiv und sonst nichts. Allerdings war Schlafen trotz Schlafmittel weiterhin ein Problem, und obwohl ich bis zum frühen Nachmittag an den Therapien teilnahm, raste ich danach so schnell wie möglich in die Stadt und kaufte weiter überflüssige Dinge, vor allem enge Klamotten oder Kosmetika. Oder ich ging essen. Sogar ein weiteres Piercing habe ich dort noch stechen lassen.

Ich war immer noch laut und überdreht, permanent am Rauchen und ständig auf der Suche nach neuen Kontakten. Und so lernte ich Timo kennen. Ein Mitpatient in meinem Alter, auch Raucher, und mit einem Motorrad und einer Wohnung im nahe gelegenen Stralsund. Es dauerte nicht lange, bis wir in seinem Bett landeten. Meine Sucht nach schnellem, wenig zärtlichem Sex irritierte ihn zwar, aber das änderte nichts daran, dass wir mehrmals pro Woche bei ihm waren und auch die therapiefreien Wochenenden miteinander verbrachten. Die Behandler in der Klinik log ich knallhart an. Auch etwas, worüber ich heute den Kopf schüttle, was in manischen Episoden aber sehr häufig vorkommt. Mit einem Trip an die Mecklenburger Seenplatte in einem Leihwagen wären sie sicher nicht einverstanden gewesen. Ich tat also weiterhin alles, um meine manische Symptomatik zu befeuern, und blieb ständig aktiv, anstatt mich an Regeln zu halten und zur Ruhe zu kommen.

Und doch: Nachdem ich etwa drei Wochen in der Klinik verbracht hatte, bemerkte ich erste Veränderungen, zunächst vor allem in der Ergotherapie, die oft abwertend als »Beschäftigungstherapie« oder »Basteln« bezeichnet wird. Zu Beginn meines Klinikaufenthaltes konnte ich die neunzig Minuten dauernden Therapieeinheiten kaum aushalten, verließ meinen Platz ständig für Rauchpausen und konnte mich nicht konzentrieren. Doch irgendwann begann ich damit, einen Korb aus Peddigrohr, einem recht festen Stroh, zu flechten, und nach und nach wurden die Arbeitsphasen länger und die Pausen kürzer. Ich bemerkte, dass ich ruhiger wurde und schließlich sogar ganz in der Tätigkeit versank – was sich gut anfühlte. Irgendwann brauchte ich auch das Training in der Schwimmhalle nicht mehr ständig. Zu Beginn war ich dort täglich gewesen, um meine Wut und Anspannung an der Gegenstromanlage abzureagieren.

Eines Vormittags begegnete ich Jens zufällig einmal wieder. Da gerade Sommerferien waren, war er die letzten Wochen mit seiner Familie im Urlaub gewesen. Umso mehr freute es mich, als ich ihn um die Ecke kommen sah, während ich, wie so häufig, vor der Klinik beim Rauchen stand.

»Na, hallo«, begrüßte er mich. »Du siehst ja gar nicht mehr so manisch aus!« So ist Jens, immer ein bisschen provokativ. »Wie geht es dir?«

»Besser«, antwortete ich. »Aber es ist noch schwer. Wegen dem Kind und so.«

»Aber das stimmte doch alles gar nicht«, entgegnete Jens.

Mein Herz rutschte ein Stück tiefer. Ich fühlte mich haltlos. Und beschämt. »Ist das so?«, fragte ich leise. »Ich weiß es nicht«, fügte ich zögerlich hinzu. »Ich frage mich das selbst die ganze Zeit.«

Jens' Gesicht wurde weicher. »Ja«, sagte er. »Das ist so.«

Dies zu erkennen, war einer der schmerzhaftesten Momente während meiner gesamten Therapie. Und auch wenn diese Unterhaltung außerhalb der Station stattfand, trug sie ganz wesentlich dazu bei, dass ich erkannte, wie krank ich tatsächlich gewesen war.

Insgesamt verbrachte ich sechs Wochen in der Klinik. Jens hätte mich gern noch länger dabehalten, denn als ich entlassen wurde, begann ich gerade erst zu verstehen, was da mit mir in den letzten Monaten passiert war, und es würde auch noch dauern, bis ich meine Erkrankung akzeptierte. Aber zumindest hatte sich mein Schlaf normalisiert, ich rauchte nur noch halb so viel und verstand beim Blick auf meine Konten, dass ich so nicht weitermachen konnte. Außerdem stand eine lange geplante Weiterbildung für meinen Facharzt an, an der ich unbedingt teilnehmen wollte. Ich begann also, wieder rationaler zu denken.

Und doch war ich noch weit weg von normal. Vor allem konnte ich mir immer noch nicht eingestehen, dass so viele meiner Ideen Krankheitssymptome gewesen waren. So hatte ich während des Klinikaufenthaltes den Mietvertrag für das Siebzigerjahre-Reihenhaus, in das ich dann mit Timo einzog, unterschrieben. Die Besichtigung hatte noch vor der Klinikaufnahme stattgefunden, damals wollte ich wegen des vermeintlichen Kindes und meiner Wohnungslosigkeit unbedingt schnell etwas Neues finden. Unter normalen Umständen hätte ich merken müssen, dass es zu groß und zu ungünstig gelegen war. Aber meine Manie machte Dinge passend, die nicht passend waren. Zum Zeitpunkt der Entlassung hatte ich diesen neuen Plan: Ich würde mit Timo dort einziehen, und wir würden versuchen, schnell schwanger zu werden.

Aus heutiger Sicht war das natürlich kein guter Plan, sondern nur Ausdruck davon, dass die Manie noch nicht wirklich überwunden war. Letztlich habe ich die Klinik damals zu früh verlassen. Den mir angebotenen längeren Aufenthalt schlug ich vor allem deshalb aus, weil meine finanzielle Situation inzwischen so schwierig war und ich mit dem Krankengeld nicht hinkam.

Also starteten Timo und ich mit dem ICE in ein gemeinsames neues Leben und fuhren zusammen in das Reihenhaus nach Meckenheim. Das Haus war groß und leer, und der Siebzigerjahre-Charme deprimierte mich. Außerdem wurde es jetzt im Spätsommer schon nie richtig warm, egal wie hoch wir die hässlichen Nachtspeicherwärmegeräte einstellten. Täglich fuhr ich die lange Strecke zur Arbeit, und wenn ich dann abends »nach Hause« kam, wartete dort Timo, der mir jeden Tag fremder wurde.

Ich kannte Timo gar nicht richtig. Er hatte gerade eine Ausbildung abgebrochen und wollte jetzt vielleicht studieren. Viel mehr wusste ich eigentlich nicht über ihn, nur dass er ganz gut im Bett war und in der Psychiatrie meine durch die Manie gesteigerte Sexgier befriedigen hatte können. Ich hatte ihn zur Triebabfuhr benutzt, aber das war mir noch vor wenigen Tagen gar nicht klar gewesen. Ich hatte viel auf ihn projiziert, unter anderem meinen Wunsch, einen Partner für eine Familiengründung zu finden. In Meckenheim wurde es aber schnell offensichtlich, dass wir kaum etwas gemeinsam hatten. Im Gegenteil, immer mehr störte mich an ihm. Zum Beispiel hatten wir, was Hygiene angeht, echt unterschiedliche Vorstellungen. Jeden Tag duschen oder abends vorm Schlafengehen Zähne putzen – Timo sah das nicht so eng.

Auf Sex mit ihm hatte ich inzwischen auch keine Lust mehr. Aber ich wollte mir noch nicht eingestehen, dass die Entscheidung, ihn von Greifswald nach NRW mitzunehmen, ein Fehler gewesen war. Ein weiterer Fehler in einer Liste von Fehlhandlungen und Fehlentscheidungen, die mir inzwischen endlos lang erschien.

Wirklich bewusst wurde mir das an dem Abend, an dem ich am Nachtspeichergerät angelehnt in das leere Wohnzimmer schaute.

Ich saß da, und meine Gedanken kreisten um die letzten Monate und darum, was ich alles getan hatte. Wie unmöglich ich mich aufgeführt hatte, wie viel Geld ich zum Fenster hinausgeworfen hatte – und was ich Florian, meinem geliebten Mann, zugemutet hatte. Florian, der immer für mich da gewesen war, egal wie schlecht es mir ging.

»Astrid, deckst du den Tisch?«, riss mich Timos Stimme, die ich inzwischen auch nicht mehr mochte, aus meinen Gedanken.

»Okay«, murmelte ich. Einen Tisch zumindest hatten wir. Aber es war nicht unser Tisch. Es war der Tisch, den Florian und ich gemeinsam gekauft hatten. Der Tisch, an dem wir mit Freunden und Verwandten gegessen, gefeiert und gelebt hatten. Der Tisch, von dem unsere Katzen sich etwas von unserem Essen stibitzt hatten. Vor allem Nathan, der kleine rote Frechdachs, der das erbeutete Essen dann bis aufs Blut verteidigte und laut knurrend durch die Wohnung rannte.

Ich saß in dem leeren Wohnzimmer auf dem Boden, den Rücken an das hässliche Nachtspeicherwärmegerät gelehnt und realisierte mit voller Wucht, dass ich mein Leben zurückwollte. Dass ich meine Katzen zurückwollte. Dass ich meinen Mann zurückwollte.

Florian und ich waren schon so lang zusammen. Wir hatten uns kennengelernt, als ich noch in der Schule war. Er ist in so vielen Dingen ein Gegenpol zur mir. Eher ruhig und nachdenklich. Zurückhaltend. Ein sensibler Mensch mit viel Sinn für das Schöne. Florian hat immer zu mir gehalten. Wir haben so vieles miteinander durchgestanden.

Aber das alles wurde mir erst jetzt klar. Die Erkenntnis war erschreckend. Bei der Entlassung aus Greifswald hatte ich noch unbedingt weggewollt, weg von Florian, rein in ein neues Leben. Ich hatte sogar schon einen ersten Termin bei einem Anwalt wahrgenommen, um die Scheidung voranzutreiben. Als die ersten Zweifel aufgetaucht waren, hatte ich noch versucht, diese zu verdrängen. Aber es wurde schwieriger, mit jedem Tag. Und an diesem Abend war es dann gar nicht mehr möglich. Es war eine unsanfte Landung. Wie das Aufwachen aus einem Albtraum, dessen Drehbuch ich selbst geschrieben hatte.

Und jetzt fühlte ich mich schrecklich. Und allein.

Aber ich war nicht allein, sondern hier in diesem Reihenhaus mit Timo zusammen. »Astrid, was ist denn jetzt«, drang es wie durch Nebel an mein Ohr, als ob Timo nicht nebenan in der Küche stünde, sondern ganz weit weg wäre.

»Ja, ich komm ja schon. Stress mich nicht.«

Ich raffte mich auf. Das Essen verlief schweigend. Ich hatte Timo nichts zu sagen. Auf Versuche seinerseits, ein Gespräch in Gang zu bringen, reagierte ich nicht.

Meine Gedanken kreisten um Florian. Konnte ich mein Leben mit ihm zurückbekommen? Aber wie sollte sich das wieder kitten lassen? Nach allem, was ich ihm angetan hatte? Wie ich ihn beschimpft hatte. Wie ich ihn betrogen hatte. Und mich über seinen Schmerz noch lustig gemacht hatte. Das war unverzeihlich.

Eine Welle der Scham lief durch meinen Körper, als ich mich daran erinnerte, wie ich Florian gedemütigt hatte. Vor allem der Moment, als ich nach der ersten wilden Nacht mit Andi erst nachmittags nach Hause gekommen war und Florian weinend auf dem Boden vorgefunden hatte, kam mir immer wieder in den Sinn. Mir wurde gleichzeitig heiß und kalt. Wie hatte ich so sein können? Florian hatte mehr als 24 Stunden lang nicht gewusst, wo ich war, weil ich ihm eigentlich versichert hatte, zu Hause zu bleiben. Er war zu Freunden gegangen, und als er zurückkam, war ich nicht mehr da. Ohne Nachricht. Auf seine Anrufe reagierte ich nicht. Mein Mann ist kein Mensch, der seine Gefühle nach außen trägt. Umso schlimmer war es, dass er dasaß und weinte und so fertig war, dass er mir nicht einmal etwas entgegnen konnte.

Timo musterte mich, während ich, völlig in meine Gedanken versunken, unmotiviert im Essen herumstocherte.

Ich musste Florian sehen. Ich musste mich entschuldigen. Mein Herz zog sich zusammen, ich fühlte die Sehnsucht körperlich. Ich wollte, ich musste ihn um Verzeihung bitten. Ich bereute so sehr, was ich ihm angetan hatte.

Tränen traten mir in die Augen.

»Alles okay?«

Was sollte ich Timo darauf antworten? Nein, gar nichts war okay. Ich hatte in den letzten Monaten die größten Fehler meines Lebens begangen, hatte einige meiner besten Freunde vor den Kopf gestoßen, meinen Arbeitsplatz gefährdet, mich verschuldet. Und dann die Sache mit dir. Die Versprechungen eines gemeinsamen Lebens waren alle Quatsch. Ich habe dich nur benutzt, um meinen Sextrieb zu befriedigen, dachte ich. Ihm das so zu sagen, ging aber natürlich nicht.

»Ja, bin nur nachdenklich.«

»Willst du drüber reden?«

»Nein.«

»Kann ich helfen?«

Nein, du kannst ganz bestimmt nicht helfen. Du bist Teil des Problems.

Die manische Welt endet nicht von einem Moment auf den anderen. Langsam entstehen Risse, die tiefer und breiter werden. Meine Wahrnehmung in den vergangenen Wochen hatte sich immer mehr verändert. Und meine Landung nach dem Höhenflug der Manie tat verdammt weh. Es war vorbei. Scham und Reue überfluteten mich. Erst langsam und dann immer heftiger. Auch wenn unser Gehirn einen Schutzmechanismus zu haben scheint (viele bipolare Menschen berichten später, dass sie sich an sehr vieles aus ihrer Manie nicht erinnern können, und mir geht das auch so), blieb genug übrig. Was hatte ich getan? Wie habe ich das Florian antun können? Ihm, der wegen mir und mit mir in fremde Städte gezogen ist. Während meiner Manie war er zu meinem größten Feind geworden. Und jetzt realisierte ich, wie sehr er mir fehlte. Ich wollte ihn sehen. Ich wollte ihn spüren, von seinen Armen umschlossen werden und von ihm hören, dass alles wieder gut wird. So wie er es schon so oft getan hatte. Und wie alles wieder gut geworden war.

Doch wie sollte das gehen, nachdem ich ihn über Wochen beschimpft, abgewiesen, erniedrigt und betrogen hatte. Unsere Wohnung Knall auf Fall gekündigt hatte, ohne irgendeine Rücksicht auf ihn zu nehmen. Wie ich saß auch er nun in einer halb leeren Wohnung. Mit der Erschwernis, dass er als Vollzeitstudent kein Geld verdiente. Das war mir in der Manie egal gewesen.

Ich saß also vor meinem Teller und wusste nicht, was ich tun sollte. Ein Teil von mir wollte noch immer an meinen manischen Ideen festhalten. Sich nicht eingestehen, dass alles völliger Bullshit gewesen war.

Mein Essen blieb quasi unberührt. Timo fragte jetzt nicht mehr. Er hatte es aufgegeben. Ich musste hier weg, musste raus, einen klaren Kopf kriegen.

»Ich geh eine Runde an die frische Luft«, sagte ich.

»Okay, ich komme mit.«

»Nein«, sagte ich, »ich will allein sein.«

Timo schaute besorgt. »Okay.«

Für ihn musste das Ganze beängstigend gewesen sein. Da lernte er eine Frau, eine Ärztin kennen, die Kohle für gemeinsame Unternehmungen raushaut (»So viel hat noch nie jemand für mich ausgegeben!«), die ständig Sex will, sich über Regeln hinwegsetzt und der Mittelpunkt jeder Gesprächsgruppe ist, die von Kindern und Familie redet, die ihn mitnimmt in ein achthundert Kilometer entferntes Reihenhaus – und die sich dann komplett verändert. Still und nachdenklich wird. Abweisend. Timo hatte nicht mich, sondern die manische Version meiner selbst kennengelernt. Die kranke Version meiner selbst.

Ich zog mir einen Hoodie über und verließ das Reihenhaus. Während ich durch die Siedlung lief, in der ein Haus wie das andere aussah, wurde mir immer klarer, dass ich nicht hier sein wollte. Ich wollte zurück in unsere Wohnung nach Aachen. Zurück zu unseren Katzen. Zu unseren Freunden. Aber wenn ich daran dachte, wie es Florian wohl gerade ging, wurde mir erneut übel.

Der einzige Vorteil an dieser spießigen Siedlung war, dass ich schon nach wenigen Minuten inmitten von Apfelbaumfeldern war. Hier wurde ich ruhiger und versuchte, meine Gedanken zu ordnen. Ich entdeckte einen alten, knorrigen Apfelbaum, unter dem eine Bank stand. Ich setzte mich und atmete tief ein und aus. Ich wollte, ich musste mit Florian reden. Ich konnte die Sehnsucht nach ihm körperlich spüren. Aber konnte ich mich einfach so bei ihm melden? Nach allem, was passiert war? Was sollte ich nur tun? Ich sehnte mich so sehr danach, seine Stimme zu hören. Aber ich hatte auch eine Scheißangst, von ihm abgewiesen zu werden. Ich hätte es verdient. Aber was wäre die Alternative gewesen? Eine Realität zu leben, die die Krankheit geschaffen hatte? Und die mit dem, was mein gesundes Selbst wollte, kaum etwas gemeinsam hatte?

Ich holte mein Handy aus der Tasche. Sollte ich anrufen? Würde Florian überhaupt ans Telefon gehen?

Nach etlichen Beschimpfungen hatte er sich abgegrenzt, um sich selbst zu schützen. Während der Manie hatte ich mich dadurch verraten gefühlt. Aber längst dämmerte mir, dass das die richtige Entscheidung von Florian gewesen war. Seine einzige Möglichkeit, nicht selbst vom Strudel der Manie komplett zerstört zu werden.

Ich musste es versuchen. Als ich das Handy rausholte, musste ich lächeln. Florian hatte immer noch dieses alte Nokia-Handy, zu dem ich ihn überredet hatte, damit er in Notfällen erreichbar war. Er war nie ein Telefonmensch gewesen.

Um ihn und mich nicht zu überfordern, schrieb ich ihm eine SMS: »Darf ich dich anrufen?«

Es schien ewig zu dauern, bis endlich eine Antwort kam. »Warum?«

Immerhin kein Nein. »Ich möchte mit dir sprechen.«

»Ich weiß nicht, ob das eine gute Idee ist.«

Was sollte ich jetzt schreiben? Wie konnte ich ihn überzeugen, dass es eine gute Idee war, weil ich gerade wieder ich selbst wurde? »Es wäre mir sehr wichtig.«

»Ich muss nachdenken.«

»Natürlich.«

Die nächsten Stunden konnte ich nicht still sitzen, obwohl es immer später wurde und ich eigentlich hätte schlafen gehen sollen. Ständig starrte ich auf mein Handy und hoffte, dass endlich eine SMS von ihm kommen würde. Natürlich musste er nachdenken. Es war ja schon krass, dass er mir überhaupt geantwortet hatte. Vor zwei Tagen hatte ich schließlich noch vorgehabt, mich von ihm zu trennen. Wobei es da schon langsam bröckelte, mein manisches Kartenhaus.

Die Bilanz einer Manie kann verheerend sein. Der Maniker will alles: Geld wird mit beiden Händen rausgeschmissen, Autos werden gekauft, Reisen gemacht, Drogen genommen, und das alles völlig unkritisch. »Ich hab's ja«, »Ich habe mir das verdient«, »Das steht mir zu« sind typische manische Gedanken, die ich auch hatte. Jegliches Maß geht verloren. Nach dem Ende meiner manischen Episode waren mehr als 30.000 Euro verschwunden, hatten sich in Luft aufgelöst – innerhalb weniger Wochen. Und dabei hatte ich noch nicht mal ein Auto gekauft. Make-up, Klamotten, Piercings, Leihwagen, Hotelzimmer, essen gehen – das waren die Hauptausgaben gewesen. Wer mich bremsen wollte, gönnte mir mein Glück nicht. Zwar hatte ich sehr viele Freunde vor den Kopf gestoßen, aber glücklicherweise hatte ich immer noch meinen Beruf – viele Maniker zerstören ihre Existenzgrundlage. Unter bipolaren Menschen gibt es Selbstständige, die während einer Manie ganze Firmen an die Wand fahren. Ja, die Ersparnisse waren weg, aber ich hatte zumindest noch einen Arbeitsplatz, und auch wenn ich mich definitiv einschränken musste, wusste ich, dass es weitergehen würde. Ich hatte das Glück, dass ich zu Beginn meiner schweren Symptome einen dreiwöchigen geplanten Urlaub hatte und mir danach von meinem Chef dringend geraten worden war, mich krankschreiben zu lassen. Dadurch hatte ich auf meiner Station kein Chaos hinterlassen können. Außerdem war ich als Schwerbehinderte im öffentlichen Dienst auch quasi unkündbar. Den Schwerbehindertenausweis hatte ich wegen der MS und den Depressionen erhalten. Anderen geht es da deutlich schlechter: Sie haben so viel verbrannte Erde hinterlassen, dass sie für ihre Arbeitgeber und Kollegen nicht mehr tragbar sind.

Aber das Finanzielle stand für mich nicht im Vordergrund. Viel wichtiger war, ob sich Florian melden würde. Konnten wir unsere Ehe retten? Noch immer keine Nachricht von ihm.

Ich hätte so gern mit jemandem geredet. Ich ging die Liste meiner Kontakte durch. Nicole? Besser nicht. Die habe ich manisch in München besucht und mich völlig peinlich verhalten. Tanja? Auch nicht gut. Bei ihr habe ich eine Zeit lang gewohnt und war völlig grenzüberschreitend gewesen. Sonja? Geht gar nicht. Hatte ich ihr doch auf ihren Versuch, mich zu einer Behandlung zu bewegen, kalt entgegnet, dass ich mir nichts von jemandem sagen lasse, der eine eigene Essstörung nicht im Griff hat. Dabei hatte sie mir im Vertrauen von ihrer Magersucht berichtet. Meine Cousine? Nee, der habe ich vor

Kurzem noch erzählt, wie toll alles mit Timo ist. Die würde mich für völlig bescheuert halten. Die neuen »Freunde« aus der Klinik? Natürlich nicht. Die hatten die richtige Astrid ja nie kennengelernt.

Manien zerstören Freundschaften und Beziehungen. Das wurde mir gerade schmerzhaft bewusst. Ich war allein. Und das war meine Schuld. Wie sollte ich das je wiedergutmachen?

Inzwischen war es spät geworden. Es war wichtig, dass ich mich an geregelte Schlafenszeiten hielt. Mein Körper brauchte Regelmäßigkeit, um dem Chaos von Manie und Depression etwas entgegenzusetzen. Aber trotz der Medikamente konnte ich nicht schlafen. Szenen aus unserer Beziehung zogen an meinem inneren Auge vorbei. Und immer wieder blieben meine Gedanken bei dem Bild hängen, wie Florian auf dem Boden sitzt und weint. Mir brach es bei der Erinnerung das Herz. Jetzt war ich es, die hemmungslos weinte. Gleichzeitig versuchte ich, leise zu sein, damit Timo nicht aufwachte. Nachfragen oder tröstende Worte seinerseits konnte ich gerade überhaupt nicht gebrauchen.

Was sollte ich nur machen, wenn sich Florian nicht meldete? Durfte ich ihn drängen, nach allem, was ich ihm zugemutet hatte? Ich wollte ihn so gern überzeugen, dass ich wieder Astrid war. Und nicht mehr diese schrille, laute, verrückte Person, die nur an sich selbst denkt und über Leichen geht. Würde er mir wieder vertrauen können? Nach all den Lügen und Drohungen? Ich hatte schon früher gedacht, dass er verrückt war, bei mir zu bleiben, trotz der Depressionen und der MS. Und jetzt war ich bipolar, und alles war noch viel schlimmer und unberechenbarer. Warum sollte er sich das antun?

Endlich, um zwei Uhr nachts: Mein Handy vibrierte. Eine SMS von Florian: »Wir können uns treffen«, schrieb er.

»Wo?«, fragte ich.

»Am besten irgendwo in der Mitte.«

»Also Köln?«, fragte ich.

»Okay.«

»Vorgebirgspark?«

»Okay. 14.00h?«

»Gut.«

Endlich konnte ich mich etwas beruhigen. Ich nahm eine Schlaftablette und sank in einen traumlosen Schlaf.

Am nächsten Mittag stieg ich aufgeregt ins Auto. Ich freute mich so, dass Florian mich treffen wollte. Aber ich war auch nervös. Das letzte Mal, als wir uns gesehen hatten, hatte er mich in die Klinik nach Greifswald gefahren. Dabei hatte ich neun Stunden nonstop auf ihn eingeredet. Und es war für ihn nicht netter geworden. Ich hatte mit Scheidung gedroht, ihn überall schlechtgemacht, das Konto geplündert. Wie sollte ich ihm begegnen?

Mit laut klopfendem Herzen fuhr ich nach Köln. In meinem Kopf formte ich Dialoge. Was würde ich sagen? Was würde er antworten? Wie konnte ich mich erklären? Der Treffpunkt war gut gewählt, und die Erinnerungen an den Vorgebirgspark brachten mich zum Lächeln. Einmal im Jahr hatten dort früher gemeinsame Freunde im Park den »Zollstock-Cup« veranstaltet, benannt nach dem Stadtviertel. Wir spielten Fußball dort und grillten und hatten immer eine wirklich gute Zeit.

Ich bog auf den Parkplatz ein. Schon von Weitem sah ich den immer noch verbeulten blauen Polo, den ich nach dem von mir verschuldeten Unfall in der Manie nicht hatte reparieren lassen. Dafür war kein Geld da gewesen. Für Make-up und Klamotten schon. Auch Florian hatte mich kommen sehen und verließ das Auto. Er sah schlecht aus. Dünn und übernächtigt.

Sofort kamen Schuldgefühle in mir hoch. Aber auch ein anderes Gefühl. Ein tiefes, warmes, echtes Gefühl.

Wir standen uns beide gegenüber und wussten nicht, wie wir uns jetzt begrüßen sollten. Eine Umarmung erschien mir unangebracht. Und gleichzeitig sehnte ich mich danach, Florian wieder zu spüren. »Hallo«, sagte ich vorsichtig.

»Hi.« Das klang eher kühl.

»Sollen wir ein paar Meter laufen?«, fragte ich.

»Okay.«

Und so liefen wir, erst mal ohne zu reden. Wir spürten die Präsenz des anderen. Ich hätte so gern seine Hand genommen, aber ich traute mich nicht. Wir kamen an eine Bank und setzten uns, in typischer Neunzigerjahre-Art: sitzen auf der Lehne, Füße auf die Sitzfläche. Das machte es mir leichter zu reden. »Danke, dass du gekommen bist.« Schon kamen mir die Tränen. »Es tut mir so leid. Ich war so scheiße zu dir.«

Florian schwieg. Florian ist immer eher still und nachdenklich.

»Ich weiß, dass ich das nicht wiedergutmachen kann. Ich kann dir das noch nicht mal erklären.«

Florian schluckte. »Du warst krank.«

Nur das. Keine Vorwürfe, keine Anschuldigungen. Nur »Du warst krank«. Ich suchte seinen Blick und weinte. »Ja, ich war krank.«

Florian nahm meine Hand, und so saßen wir erst mal da. Und ich fragte mich mal wieder, wie ich diesen Menschen verdient hatte.

Ich weiß nicht mehr, wie lange wir dort saßen. Aber es war Ende August und immer noch warm, und weil wir beide Durst hatten, gingen wir in eine dieser typischen Kölner Eckkneipen.

Wir saßen dort, in der dunklen Kneipe, in der es nach abgestandenem Bier stank, er immer mit seiner Hand auf meiner. Ich konnte seinen Herzschlag spüren, genauso schnell wie meinen. Es gab so viel zu sagen, und gleichzeitig fehlten mir die Worte. Wie sollte ich etwas erklären, das ich selbst noch gar nicht begriffen hatte?

Aber Florian forderte gar keine Erklärung. Er war einfach da. Wie immer. Unser Wasser und unsere Apfelschorle kamen. Wie sollte es jetzt weitergehen? Wo standen wir? Für mich war zu diesem Zeitpunkt klar, dass ich Florian zurückhaben wollte. Dass ich unsere fast zehnjährige Beziehung fortsetzen wollte. Dass ich mit ihm zusammen sein wollte, und nicht mit jemandem, der das Ergebnis einer krankhaften, sexgesteuerten Partnersuche war.

Aber wie sah es bei ihm aus? Konnte er sich noch einmal auf mich einlassen? Wohl wissend, dass es keine Garantien dafür gab, dass sich so etwas nicht noch mal wiederholte? Wir redeten nicht viel in der Kneipe. Unsere Getränke neigten sich dem Ende zu. Was würde dann passieren? Würde ich wieder nach Meckenheim fahren, zu Timo? Das fühlte sich so unglaublich falsch an.

Als ob Florian meine Gedanken lesen könnte, fragte er: »Und jetzt?«

Ich schaute ihn an. »Darf ich mit dir nach Hause fahren und die Katzen sehen?«

»Klar«, sagte Florian.

Wir fuhren in getrennten Autos nach Aachen. Ich war so froh darüber, wie dieses Treffen verlaufen war. So glücklich, dass mein Mann mit mir redete. Dass er mich nicht verurteilte. Ich kam also nach Hause. Die Wohnung hatte ich nach dem

Klinikaufenthalt nur zweimal kurz betreten, um Sachen für meinen Auszug vorzubereiten. Beide Male war Florian nicht da gewesen, weil er sich selbst vor mir hatte schützen wollen. Für unsere Katzen hatte ich da kaum Augen gehabt.

Ich öffnete die Tür zum Flur. Nathan und Marla versteckten sich erst mal. Klar, auch sie hatten mich zuletzt nur laut und unberechenbar erlebt. Ich sah mich in dieser schönen Wohnung um, die ich halb leer geräumt hatte, ohne Rücksicht auf Verluste. Florian hatte ich nur die Möbel gelassen, die ihm aus seiner WG-Zeit geblieben waren. Ich sah in unsere gemeinsame Wohnung, und wieder wurde mir klar, was ich alles zerstört hatte. Diese schöne helle moderne Maisonettewohnung war gekündigt, und auf mich wartete das dunkle, halb leere Reihenhaus in Meckenheim. Wieder begann ich zu weinen.

»Was ist?«

»Ich habe alles kaputtgemacht.« Ich weinte und konnte gar nicht mehr aufhören. Florian gab mir eine Packung Tempos. Aber ich konnte mich nicht beruhigen. Er nahm mich in den Arm. Diese Umarmung, die ich mir in den letzten Tagen so gewünscht hatte!

»Ach, Baby«, sagte er.

Und auch wenn das jetzt klingt wie in einem kitschigen Roman: Wir küssten uns. Es fühlte sich so richtig an. Nicht nach Gier, sondern nach Verbundenheit. Das war der Mann, zu dem ich gehörte. Der Mann, der zu mir gehörte. Der Mann, den ich deshalb geheiratet hatte. Der Mann, der mich deshalb geheiratet hatte. Ich glaube, wir hatten beide nicht geplant, dass unser Treffen so enden und wir an diesem Abend miteinander schlafen würden. Vorsichtig, behutsam, zärtlich und sanft. Das hatte nichts mit dem Sex gemein, den ich in den letzten

Monaten gehabt hatte. Weil es nicht um Sex ging. Sondern um ihn und mich, als Paar. Ich war wieder dort, wo ich hingehörte. Ich war wieder zu Hause.

Angehörige

Dass Angehörige immer irgendwie mitbetroffen sind, ist auch bei körperlichen Erkrankungen so. Wenn der Partner sich ein Bein gebrochen hat, wird der Gesunde Aufgaben übernehmen, die vom anderen wegen der Fraktur nicht erfüllt werden können. Wenn der Bruch dann abgeheilt ist, kann wieder alles wie vorher laufen. Bei chronischen Erkrankungen, die zum Beispiel dazu führen, dass ein Angehöriger pflegebedürftig wird, ist es schon schwieriger, eine Balance zwischen der Versorgung des Familienmitglieds und der Wahrnehmung der eigenen Bedürfnisse zu finden.

Noch viel schwerer ist das bei psychischen Erkrankungen. Nach außen nicht sichtbar und mit Symptomen, die oft kaum nachvollziehbar sind, stehen die Angehörigen oft vor einem Rätsel. Sie wollen helfen, wissen aber nicht, wie. Und wenn der Partner bipolar ist, wenn die Stimmung vermeintlich ohne Auslöser von tieftraurig zu euphorisch schwankt oder scheinbar aus dem Nichts aggressive Angriffe kommen – dann wird es richtig schwierig. Verständlich also, dass es oft zu deutlichen Konflikten in der Beziehung kommt und dass Angehörige von psychisch Kranken selbst ein erhöhtes Risiko haben, an Depressionen, Belastungsstörungen oder Substanzabhängigkeit zu erkranken.

Verschärft wird das Ganze dadurch, dass sich Angehörige durch die zwei gegensätzlichen Pole der Erkrankung quasi zwei unterschiedlichen Menschen gegenübersehen: Während ich in der Depression hilflos bin, im Haushalt keine Aufgaben mehr übernehmen kann und Florian sich auch um die Dinge kümmern muss, die sonst immer mein Bereich sind, er mich auch zu Terminen begleiten muss und ich an seinem Rockzipfel hänge, stoße ich ihn in der Manie von mir und sehe ihn als Hindernis meiner Freiheit. Ich bin dann feindselig und aggressiv, und nichts, was er tut, ist richtig für mich.

Insbesondere die fehlende Krankheitseinsicht in Manien führt zu Konflikten und Beziehungsabbrüchen. Der Versuch der Angehörigen, zu schlichten und das manische Verhalten in vernünftige Bahnen zu lenken, führt bei Menschen in einer Manie dazu, dass sie sich gebremst fühlen in ihrem Weg zur Selbstbestimmung und Selbsterkenntnis. Daraus können heftige Gegenreaktionen resultieren, und der geliebte Partner wird auf einmal zum Feind Nummer eins. Wenn dies so ist, hat der Partner kaum noch Möglichkeiten, regulierend einzugreifen. Stattdessen dreht sich die Spirale weiter, und die Verletzungen nehmen immer mehr zu.

Florian und ich befürworten unbedingt, die nächsten Angehörigen in die Behandlung und Therapie miteinzubinden, etwa durch gemeinsame Termine beim Psychiater oder Psychotherapeuten. Auch ist es sinnvoll, in stabilen Phasen gemeinsam festzulegen, welche Maßnahmen im Falle einer Erkrankung getroffen werden sollen. Dazu kann auch eine teilweise Schweigepflichtsentbindung für die gegebene Medikation oder Behandlungsmaßnahmen zählen. Unbedingt wichtig ist auch die Regelung der finanziellen Dinge durch eine Bankvollmacht. Der in Manien entstehende finanzielle Schaden kann sonst beträchtlich sein.

Auch in Behandlungsvereinbarungen mit Kliniken können solche Dinge mitaufgenommen werden.

Für meinen Mann und mich gibt es ein paar Grundsätze, die für Angehörige wichtig sind:

1. Niemand hat etwas davon, wenn der Angehörige so belastet ist, dass er selbst krank wird. Deshalb ist Abgrenzung wichtig.
2. Es ist in Ordnung, sich als Angehöriger Hilfe zu suchen. Psychische Erkrankungen beeinflussen immer auch das Umfeld.
3. In der Depression ist es nicht zielführend, dem Betroffenen alles abzunehmen. Besser ist es, ihn bei Tätigkeiten zu unterstützen, also zum Beispiel mit ihm einkaufen zu gehen statt für ihn.
4. Unbedingt in gesunden Phasen Absprachen treffen, wie bei Frühsymptomen einer Manie oder Depression gehandelt werden soll. Das hat mich definitiv vor Krankheitsphasen bewahrt.
5. Kontrolle vermeiden. Das ist sicher der schwierigste Punkt. Es ist oft ein Drahtseilakt, eine Balance zwischen dem nachvollziehbaren Kontrollbedürfnis der Angehörigen und der Autonomie des Betroffenen zu finden. Das ist schon in Partnerschaften schwierig, und noch viel herausfordernder stelle ich mir das für Eltern mit betroffenen Kindern vor. Auch hier kann es sinnvoll sein, sich Hilfe von außen zu holen. So kann beispielsweise ein Pflegedienst für die Gabe von Medikamenten eingerichtet werden, anstatt dass die Ehefrau die Medikamente stellt und die Einnahme

überwacht. Sollte die Einrichtung einer gesetzlichen Betreuung notwendig werden, weil der Betroffene Dinge wie die Gesundheitsvorsorge, finanzielle Angelegenheiten oder den Kontakt zu Behörden für einen längeren Zeitraum nicht mehr selbst regeln kann, würde ich – auch aus meiner Erfahrung als Psychiaterin heraus – dies in die Hände eines Berufsbetreuers legen. Mir ist klar, dass das ein schwieriger Schritt ist, und auch, dass es schwarze Schafe unter den Berufsbetreuern gibt und teilweise Kosten anfallen. Aber häufig fällt es Außenstehenden leichter, Situationen und Hilfsbedarf objektiv einzuschätzen.

Mir ist es sehr wichtig, dass die Sorgen und Nöte der Angehörigen ernst genommen werden. Für das Überleben unserer Ehe war es notwendig, dass Florian, nachdem ich in der Klinik gewesen bin, jeglichen Kontakt zu mir vermieden hat. Damals habe ich das als Verrat erlebt. Heute weiß ich, dass er sich und unsere Beziehung schützen musste. Natürlich ist es hilfreich, dass auch er wegen seines Psychologiestudiums viel Wissen über psychische Erkrankungen hat und deshalb meine damaligen Krankheitssymptome auch als solche einordnen konnte. Trotzdem weiß ich, wie sehr ihn sowohl meine schweren Depressionen als auch meine Manie mitgenommen haben. Und auch das ist ein wichtiger Ansporn für mich, alles zu tun, um stabil zu bleiben.

Scham

Radiohead: Creep

Im Rückblick kann ich gar nicht mehr genau sagen, wann die Scham begann. Nicht direkt nach der Manie. Für eine kurze Zeit war ich relativ ausgeglichen. Ich beendete die Sache mit Timo, und Florian zog zu mir nach Meckenheim, da eine Rückkehr nach Aachen finanziell leider nicht machbar war. Ich war unendlich erleichtert, dass er weiter mit mir an seiner Seite durchs Leben gehen wollte, und auch, dass in verschiedenen Freundschaften nach einer Entschuldigung wieder Annäherungen erfolgten.

Vielleicht war die Rückkehr an meinen Arbeitsplatz ausschlaggebend. Scheibchenweise kam die Erinnerung zurück, wie »verrückt« ich mich verhalten und wie ich mich danebenbenommen hatte. Sicher auch, weil am Arbeitsplatz die Trennung zwischen »uns« und »denen«, also zwischen den »psychisch Kranken« und den »Gesunden«, ganz besonders strikt war. Interessanterweise sind Vorurteile gegenüber psychisch Kranken unter Menschen, die selbst in psychiatrischen Arbeitsbereichen tätig sind, ausgeprägter als in anderen medizinischen Berufsgruppen. Und das, obwohl die Anzahl der selbst Betroffenen gerade in diesen Berufen besonders groß ist. Und dann gibt es noch eine interne Abstufung: Während eine reaktive Depression nach schweren Schicksalsschlägen schon mal passieren kann, haben Menschen mit schweren psychischen Störungen wie Bipolar-I-Störung,

Emotional-instabiler Persönlichkeitsstörung oder Schizophrenie als Ärztin oder Krankenschwester nichts zu suchen – so die Meinung vieler Therapeuten und Mediziner. Das hatte ich während meiner Ausbildung von Vorgesetzten und Kollegen immer wieder gehört.

Hinzu kam, dass ich mich von meinem direkten Vorgesetzten aussortiert fühlte. Er hatte mich vorher sehr gefördert und gefordert. Ich hatte in seiner Abteilung ein neues Behandlungskonzept mitaufgebaut, und er setzte sich stets dafür ein, dass ich verschiedene Fortbildungen finanziert bekam. Er hatte mich in meiner Weiterbildung sehr unterstützt. Nach meiner Krankheitsphase sollte ich aber seine Abteilung verlassen und in die Abteilung für Abhängigkeitserkrankungen wechseln. Auch wenn ich wusste, dass dieser Wechsel als Teil meiner Weiterbildung sein musste, war es für mich schwierig, dass dies zu genau diesem Zeitpunkt kam, und ich fühlte mich zurückgewiesen und nicht mehr akzeptiert, weil ich psychisch krank war.

Dies trug sicher mit dazu bei, dass ich mich schämte. Ich versuchte, mich am Arbeitsplatz zu verstecken. Ich ging nicht mehr wie früher mit meinen Kolleginnen essen, vermied hausinterne Fortbildungen und alle sozialen Aktivitäten. Meist aß ich allein in meinem Arztzimmer oder im Pflegestützpunkt mit den pflegerischen Kolleginnen. Sogar zu meinem Postfach im Verwaltungsgebäude des Klinikums ging ich nur zu Zeiten, zu denen ich mir sicher sein konnte, möglichst niemanden zu treffen. Ich war überzeugt, dass alle mitbekommen hatten, dass ich krank war. Der »Flurfunk« funktionierte in der Klinik schließlich wunderbar. Daher durfte ich mir jetzt nichts mehr zuschulden kommen lassen und musste so lang unauffällig funktionieren, bis mein Ruf langsam rehabilitiert wäre. So trat ich auch als Assistentensprecherin zurück – in meinen Augen hatte ich es nicht mehr verdient, diesen Posten zu besetzen.

Im Nachhinein betrachtet war es gut, dass ich nicht auf derselben Station wie zuvor war. Auf der neuen Station konnte ich etwas unbefangener neu beginnen. Zumindest hatten mich die Mitarbeitenden dort nicht selbst manisch erlebt, sondern höchstens darüber gehört. Wie früher gelang es mir schnell, mich ins Team zu integrieren. Auch die Arbeit war meistens gut zu bewältigen, es ging darum, Menschen bei ihrer Entwöhnung von Opioiden oder Alkohol zu unterstützen, überwiegend mit vorgegebenen Behandlungsschemata. Die körperliche Symptomatik stand im Vordergrund, sodass die Arbeit weniger belastend war als auf der Psychotherapiestation, wo ich vorher tätig gewesen war. Ich kam gut zurecht. Und trotzdem blieb diese Scham: Wie konnte es mir nur passieren, dass ich so in die Manie abgeglitten war? Ich hätte es merken müssen! Ich wollte Psychiaterin werden, das hätte mir nicht passieren dürfen! Ich hatte Manien in meinem persönlichen Umfeld mehr als einmal erlebt. Wie hatte ich das bei mir selbst übersehen können? Warum hatte ich nicht auf Florian und meine Freunde gehört? Warum hatte ich 2006 die Diagnose bipolar nicht ernst genommen? Wie hatte ich mich nur so danebenbenehmen können? Ich war so falsch in diesem Beruf und überhaupt in meinem Leben!

Ich war nicht wirklich depressiv, aber die Schamgefühle, von denen ich mich kaum distanzieren konnte, überwältigten mich. Ständig hatte ich das Gefühl, dass mich Kollegen komisch ansahen, mich anders behandeln würden als vor meiner Erkrankung. Zum Teil fand das sicher nur in meinem Kopf statt.

Aber auch wenn mir Kollegen positiv begegneten, wollte ich am liebsten verschwinden. Als mir Simon, der Krankenpfleger, den ich auf der Party so übel angemacht hatte, auf dem Flur begegnete und lächelnd mit offenen Armen auf mich zukam, drückte ich mich an die gegenüberliegende Wand des Flures, schaute auf den Boden, murmelte nur kurz ein fast unhörbares »Hi« und hastete weiter. Mir war heiß und kalt geworden, als ich ihn erblickte. Leider gab es keinen Fluchtweg, sonst wäre ich einfach weggerannt.

Je mehr Erinnerungen an die manische Zeit zurückkamen, umso schlimmer wurde es. Auch im Privatleben gab es Freunde, die ich nicht mehr kontaktierte, weil ich entschieden hatte, dass mein Verhalten unverzeihbar gewesen war. Ich schämte mich zu sehr. Nach meiner Manie zog ich mich aus etlichen Beziehungen zurück, weil ich überzeugt war, dass man mich als Kranke nicht mehr wollte. Das stimmte sicher in einigen Fällen, aber oft habe ich gar nicht zugelassen, dass mir mein Gegenüber noch eine Chance gab. Lieber habe ich Beziehungen einschlafen lassen, als mich meiner Scham zu stellen und Dinge aufzuarbeiten. Ich stigmatisierte mich selbst, aufgrund einer Erkrankung, für die ich nichts konnte und die ich mir ganz bestimmt nicht selbst ausgesucht hatte.

Das betraf zum Beispiel auch den Kontakt zu meiner Tante, meinem Onkel und meiner Cousine – die mich so herzlich aufgenommen hatten, als sich Andi von mir getrennt hatte und ich nicht wusste, wo ich unterkommen konnte. Direkt nach der Manie hatte ich mich dort noch mit einem Blumenstrauß entschuldigt und war mit offenen Armen empfangen worden. Dann kamen aber zunehmend mehr Erinnerungen daran hoch, wie ich mich benommen hatte, als ich dort gewohnt hatte. Ich hatte zum Beispiel eine Kette meiner Tante getragen, von der sie mir klar gesagt hatte, dass es ein Geschenk ihrer Schüler sei und ich sie deshalb nicht nehmen und selbst tragen dürfe wie ihren übrigen Schmuck, den sie gern mit mir teilen würde. Und überhaupt war ich in dieser Zeit eine Zumutung gewesen. Die Scham war so groß, dass sie mich davon abhielt, mich wieder zu melden.

Auch mit einer sehr engen Freundin in Oberbayern ging es mir so: Ich hatte sie während meiner Manie dort besucht. Wir hatten miteinander studiert und es immer geschafft, trotz der großen räumlichen Distanz unsere Freundschaft aufrechtzuerhalten. Obwohl sie mir sagte, dass sie mich nur ein bisschen aktiver und redseliger als sonst erlebt hatte, zog ich mich aus dem Kontakt zurück. Ich konnte mich nur noch an Bruchstücke des gemeinsam verbrachten Abends erinnern, wusste aber ja, dass ich zu diesem Zeitpunkt bereits manisch und nicht mehr ich selbst gewesen war. Ich habe verschwommene Bilder von mir vor Augen, wie ich völlig überdreht auf sie und ihren Mann einredete, sie nicht aussprechen ließ und morgens um vier Uhr dreißig loszog, um irgendwo Brötchen zu kaufen – in einem Ort, den ich nicht kannte. Bei der Rückkehr weckte ich dann auch noch die kleine Tochter auf, die sich total erschreckte. Dass ich so weit weg von meinem gesunden Selbst und nicht so gewesen war, wie ich hätte sein sollen, löste in mir die tiefe Scham aus. Ich entschied also für diese Menschen, dass sie keinen Kontakt mehr mit mir haben sollten.

Ich konnte mein Verhalten nicht objektivieren, obwohl ich dies als Psychiaterin bei meinen Patienten ständig tat. Ich hatte mich im Rahmen meiner Doktorarbeit mit der Bipolaren Störung und den davon betroffenen Patienten intensiv auseinandergesetzt und konnte bei ihnen ganz gut differenzieren, was Krankheit und was normales Verhalten war. Mir selbst konnte ich aber nicht verzeihen, dass ich krank geworden war. Jede endlos lange Autofahrt von Meckenheim an meinen Arbeitsplatz schrie mir ins Gesicht, was ich alles verloren hatte. Jeder Blick auf die Kontoauszüge konfrontierte mich damit, dass ich unsere finanzielle Grundlage verschleudert hatte. Jedes Wochenende ohne Verabredungen – weil es zu teuer war, auch noch am Wochenende nach Aachen oder Düren zu fahren – erinnerte mich an mein Versagen.

Trost fand ich wieder einmal in einem alten Bewältigungsmuster – im Lernen. Gezielt und effizient wie in Schule und Studium bereitete ich mich auf meine Facharztprüfung vor. Das war ein stabiler Grund unter den Füßen. Lernen konnte ich. Darin war ich schon immer gut gewesen. Das gab mir Sicherheit. Und füllte lange Wochenendtage, die wir aus finanziellen Gründen nicht wie früher im Kino, im Theater oder beim Essengehen mit Freunden verbringen konnten.

Im Mai 2011, gerade mal acht Monate nach meiner schweren Manie, legte ich erfolgreich meine Prüfung zur Fachärztin für Psychiatrie und Psychotherapie ab. Das war für mich ein großer Meilenstein und eine Bestätigung dafür, dass ich es trotz meiner Erkrankung konnte. Ein wichtiger Schritt auf dem Weg meiner Rehabilitierung. Die Versicherung, dass ich meine kognitiven Fähigkeiten nicht verloren hatte. Mindestens genauso wichtig war es für mich, dass ich von meiner Klinik einen unbefristeten Arbeitsvertrag erhielt. Dass die Klinikchefin trotz der bipolaren Erkrankung an meine Fähigkeiten als Psychiaterin glaubte, gab mir einen positiven Schub. Bevor sie in den Ruhestand ging, war es mir wichtig, ihr genau das zu sagen und mich für ihr Vertrauen zu bedanken. Ihre Antwort ist einer der Sätze, die ich in meinem Herzen trage und an denen ich mich festhalte, wenn ich mal wieder an mir zweifle: »Sie haben auch viel für diese Klinik getan, Frau Freisen.« Sie sah in mir also mehr als nur eine Mitarbeiterin mit zwei chronischen Erkrankungen, die immer wieder ausfallen konnte. Die ein Risiko war. Sie brachte mir und meiner Leistung Wertschätzung entgegen. Und das 2011, also nur ein Jahr, nachdem ich krankheitsbedingt fast sechs Monate ausgefallen war.

Nicht alle in psychosozialen Berufen Tätige, die von einer psychischen Erkrankung betroffen sind, machen solche Erfahrungen. Viele verlieren ihren Arbeitsplatz aufgrund von Vorurteilen und Stigmatisierung. Andere verlieren ihr Leben an die Erkrankung. Auch an meiner Klinik beging ein Kollege mit einer Bipolaren Störung Suizid. Hätte das verhindert werden können? Ich weiß es nicht. Ich weiß nur, dass ich mich mit meiner Bipolaren Störung, vor allem direkt nach der Manie, unter den vielen ärztlichen und psychologischen Kolleginnen allein, verloren und beschämt gefühlt habe.

Aber auch meine depressiven Phasen habe ich am Arbeitsplatz nicht thematisiert. Die Maxime war, leisten zu können, und das können chronisch kranke Menschen eben nur bedingt. Während ich meinen Patienten also ständig vermittelte, dass sie sich für ihre Erkrankung nicht zu schämen brauchten, isolierte und versteckte ich mich vor meinen Kollegen. Ich war nicht mehr so wie sie, die Gesunden, die Unbefleckten. Ich war krank und schwach. Ich war kein »Halbgott in Weiß«, dem psychische Erkrankungen nichts anhaben können, an dem Stress und Hektik abprallen, der unbesiegbar war. Ich war verwundet. Und ich wusste, wie an meiner Klinik über psychisch kranke

Kollegen gesprochen wurde. Es hatte immer etwas von »Ja, sie war schon immer so sensibel. War eigentlich klar, dass das passieren musste«. Oder nachdem sich ein Kollege betrunken totgefahren hatte: »Ach, der hat immer schon gebechert. Hat in seinem Büro Schnapsflaschen versteckt.« Meist gab es wenig Mitgefühl, aber viel Häme. Ich glaubte also zu wissen, wie über mich geredet wurde, und das führte dazu, dass ich unsichtbar sein wollte. Ich wollte nicht noch mehr Anlass für Gerüchte liefern. Psychisch erkrankte Menschen machen sehr häufig die Erfahrung von Stigmatisierung und Ausgrenzung, sodass das Stigma als »zweite Erkrankung« bezeichnet wird. Das Erleben von Diskriminierung kann dabei als schmerzhafter als die eigentliche Störung erlebt werden.

Dazu kam dann noch, dass ich viel zugenommen hatte. Zum einen als Nebenwirkung der Medikamente, aber auch, weil ich mich wie in meiner Kindheit mit Essen tröstete. Mein Schokoladenverbrauch war riesig. Oder ich stoppte auf der langen Autofahrt an einem der Fast-Food-Läden. Kurzfristig half das – langfristig überwog natürlich das Negative. Ich konnte mich selbst noch weniger leiden.

Geholfen haben mir damals definitiv meine Kollegen auf der neuen Station. Ich habe nie erfahren, wie viel sie über meine Erkrankung wussten. Auf jeden Fall bekam ich dort die Chance, weniger geschädigt anzufangen, und sie zeigten mir schnell, dass sie mein Engagement schätzten. Als Florian und ich nach einem Jahr genug Geld angespart hatten, um wieder in die Nähe meines Arbeitsplatzes zu ziehen, stemmten sie den gesamten Umzug mit uns, inklusive des Klaviers. Kiste für Kiste schleppten wir gemeinsam unsere Möbel und unseren übrigen Besitz in die neue Wohnung in Düren in den dritten Stock. Der

Stationsleiter hatte sogar die Schichten an diesem Samstag so geplant, dass möglichst viele Mitarbeiter helfen konnten. Das werde ich nie vergessen! Ich fühlte mich angenommen – und konnte dadurch wieder in meinem Beruf ankommen. Ich hatte viele wichtige Gespräche und lernte großartige und sehr verschiedene Menschen kennen. Obwohl es eine ziemlich geschäftige Station mit vielen Aufnahmen war, schaffte es das Pflegeteam meistens, wertschätzend miteinander umzugehen. Das lag auch daran, dass viele der Kollegen schon ewig dort arbeiteten. Insofern ging es sehr familiär zu, und es half mir, dass ich in diese Familie mit aufgenommen wurde. Ich war etwas wert – auch wenn ich manisch-depressiv war und jetzt zu »denen auf der anderen Seite« gehörte.

Trotzdem ging es mir insgesamt nicht gut. Ich war haltlos und wusste nicht, wie ich mit meiner Diagnose umgehen sollte. Wie sollte ich »manisch-depressiv« in mein Leben integrieren? Wie sollte ich als »Verrückte« weiterleben? Wie sollte ich mich und meine Familie vor weiteren Episoden schützen?

Es war Florian, der mich auf das Bipolar-Forum der Deutschen Gesellschaft für Bipolare Störungen (DGBS) aufmerksam machte. Er hatte begonnen, dort zu lesen, als ich manisch gewesen war. Dieses Forum bietet Raum für Betroffene, Angehörige und Interessierte, um sich über die Bipolare Störung auszutauschen. Zunächst las ich nur – und konnte kaum glauben, wie sehr meine Erfahrungen denen anderer Betroffener glichen. Es war »normal«, in der Manie Geld rauszuhauen und untreu zu sein. Das von anderen Betroffenen zu hören, war etwas ganz anderes, als es im Lehrbuch zu lesen. Und ich las auch, dass es Menschen gab, die trotz der Diagnose bipolar ein relativ normales Leben führten. Die Partner und Kinder hatten. Die arbeiten konnten. Die ihre »Störung« ganz gut in ihr Leben integrieren konnten. Dieser Austausch half mir, mit meiner Diagnose besser umgehen zu können.

Allerdings verheimlichte ich dort lange, dass ich Psychiaterin bin. Zum einen, weil viele Betroffene der Psychiatrie und Psychiatern eher negativ gegenüberstehen, und zum anderen, weil ich in einem Selbsthilfeforum für MS-Patienten sehr negative Erfahrungen gemacht hatte. Dort hatte ich kurz nach meiner MS-Diagnose nach Unterstützung gesucht und war stattdessen als Medizinerin auf Ablehnung gestoßen. Das hatte mich in dieser schwierigen Phase sehr verletzt. Daraufhin habe ich in diesem Forum nie wieder etwas gepostet. Ich entschied also, im Bipolar-Forum nur Privatperson zu sein, bis es mir irgendwann auch falsch vorkam, dass ich schon wieder eine wichtige, identitätstragende Seite von mir verleugnete.

Ich machte mich also auf die Suche nach Selbsthilfegruppen, die sich speziell an Ärzte mit psychischen Erkrankungen richteten. Ich durchforschte das Internet, prüfte das Angebot der Ärztekammern und fand nichts. Lediglich für Ärzte mit Abhängigkeitserkrankungen schien es Selbsthilfegruppen zu geben. Wie konnte das sein? Dabei gab es doch etliche Studien dazu, dass Ärzte im Vergleich zur restlichen Bevölkerung öfter von psychischen Erkrankungen betroffen sind und auch eine höhere Selbstmordrate haben. Das Tabu, sich in Selbsthilfegruppen zu organisieren, schien einfach zu groß zu sein. Diese Diskrepanz konnte ich kaum aushalten, zumal es in anderen Ländern solche Gruppen gab, beispielsweise in Großbritannien, wo diese sogar bei der Gestaltung der Gesundheitspolitik mitwirken. Wie könnte so etwas auch in Deutschland funktionieren? Was könnte ein erster Schritt sein? Wie könnte ich das Thema selbst betroffene Ärzte in die Öffentlichkeit bringen?

Es war Florian, der vorschlug, mich an den Betroffenenvertreter der DGBS zu wenden und anzuregen, eine Veranstaltung auf der regelmäßig stattfindenden Jahrestagung zu platzieren. Also nahm ich 2013 Kontakt auf, allerdings zu einem Zeitpunkt, zu dem die Planungen für die Jahrestagung schon abgeschlossen waren. Es bestand sofort großes Interesse an dem Thema, und es fanden sich zwei weitere Ärztinnen, die mit mir auf der Jahrestagung 2014 in Würzburg ein Symposium mit dem Titel »Zwischen allen Stühlen – Selbst betroffene Psychiaterinnen und Therapeutinnen« gestalteten. Das sollte also das erste Mal werden, dass ich offen über meine eigene Bipolarität berichtete.

Und es war definitiv das schwierigste Mal. Eigentlich hatte ich anonym sprechen wollen, da ich vermeiden wollte, dass beim Googeln meines Namens sofort meine psychische Erkrankung offensichtlich wäre. Ich befürchtete, dass mir das im Beruf schaden könnte. Und auch weiterhin hatte ich mit Schamgefühlen zu kämpfen. Egal wie oft mir mein Verstand sagte, dass ich mich für eine Krankheit nicht schämen muss, das Gefühl ließ sich dadurch nur bedingt beeindrucken. Und dann stand mein Name doch im Programmheft. Dummerweise war das Symposium auch noch am Samstag, dem letzten Tagungstag, sodass ich alle Veranstaltungen der beiden Tage vorher kaum wahrnahm, weil ich permanent mit meinem Auftritt beschäftigt war. Das Interesse an dem Symposium war zudem groß und der Raum bis auf den letzten Platz gefüllt. Wegen meiner Nervosität und meiner Angst vor negativem Feedback wäre mir weniger Aufmerksamkeit lieber gewesen.

Ich war die erste Rednerin. Ich war so nervös, mein Mund war ausgetrocknet, und ich hatte einen permanenten Harndrang, wie immer, wenn ich sehr aufgeregt war. Am liebsten hätte ich alles abgeblasen und wäre verschwunden. Warum musste ich mir immer so einen Scheiß ausdenken!

Aber Weglaufen war natürlich keine Option. Also trat ich ans Mikrofon, versteckte mich hinter meinen damals noch langen Haaren und versuchte, den Vortrag zu halten. »Lauter!«, kam es aus dem Publikum. »Wie heißen Sie?« – »Muss es auch bei dem Thema unbedingt eine Power-Point-Präsentation sein?« Fuck, auf was hatte ich mich da eingelassen! Ich suchte Florians Blick und versuchte, langsam und tief zu atmen. Es half mir, mich an meinen Folien festzuhalten und dass ich nicht nur von meiner persönlichen Situation berichtete, sondern auch generelle Informationen über das Thema vorbereitet hatte. Trotzdem war ich heilfroh, als mein Vortrag vorbei war und ich meinen Kolleginnen bei ihren Beiträgen zuhören konnte.

Zum Abschluss des Symposiums gab es eine gemeinsame Diskussionsrunde, und was dort geschah, veränderte alles: Es war nicht nur so, dass wir für unseren Mut ein überwältigendes Feedback bekamen. Es meldeten sich auch mehr und mehr Menschen aus dem Publikum und berichteten, dass sie auch im Gesundheitswesen arbeiten würden und von einer Bipolaren Störung betroffen seien. Sie bedankten sich für den Schritt, dieses Thema öffentlich gemacht zu haben – und aus dem Gefühl der Scham wurde ein Gefühl der Zugehörigkeit. Es fühlte sich gut an, nicht mehr allein zu sein. Beklatscht anstatt stigmatisiert zu werden. Schnell war klar, dass es nicht bei einem Symposium bleiben würde. Die »Selbst Betroffenen Profis« waren geboren.

Stigma

Die Stigmatisierung ist im Bereich der Psychiatrie so weitverbreitet und hat einen so negativen Einfluss auf Menschen mit psychischen Erkrankungen, dass sie oft als »zweite Krankheit« bezeichnet wird. Das Wort Stigma stammt aus dem Griechischen und kann als »Markierung« oder »Mal« übersetzt werden, meist als Zeichen der sozialen Ächtung. Es umfasst negative Stereotypen, Vorurteile und daraus resultierende Diskriminierung.

Eine klassische stereotype Annahme wäre zum Beispiel: »Depressive stellen sich nur an und wollen bloß nicht.« Daraus entwickelt sich das emotional beladene Vorurteil »Depressive sind faul«. Das wiederum führt dann zur Diskriminierung, die sich zum Beispiel darin zeigt, dass Menschen mit Depressionen bei Beförderungen übergangen oder in Bewerbungsverfahren benachteiligt werden.

Durch reißerische Berichterstattung werden Stereotype wie »Psychisch Kranke sind gefährlich« häufig beflügelt. Da wird der »schizophrene Messermann« in Handschellen fotografiert, wie er von vier Polizisten abgeführt wird, und wie selbstverständlich wird die psychische Erkrankung mit Kriminalität und Bedrohung gleichgesetzt.

Genauso schwierig und stigmatisierend finde ich es, wenn zur Erklärung unfassbarer Verhaltensweisen historischer Personen eine angebliche psychische Erkrankung herangezogen wird. Wenn es zum Beispiel heißt, dass Hitler schizophren gewesen sein müsse, weil sein Handeln nicht anders erklärbar sei. Oder dass der Kannibale von Rotenburg psychisch krank sein müsse. Nein, muss er nicht. Es gibt Menschen, die böse sind. Und das hat nichts mit irgendeiner psychischen Erkrankung zu tun. Diese unzulässige Verknüpfung führt aber dazu, dass man nicht mit einem psychisch kranken Menschen befreundet sein oder neben ihm leben will.

Eine weitere Besonderheit bei psychischen Erkrankungen ist die Schuldzuweisung für die eigene Erkrankung. Häufig drängt sich die Meinung auf, der Depressive sei nur faul und müsse einfach mal richtig arbeiten, der Alkoholiker solle sich halt zusammenreißen, der Angsthase dürfe sich nicht so anstellen. Die Magersüchtige solle halt einfach mal essen. Bei wenigen somatischen Erkrankungen ist dieses Stereotyp so ausgeprägt wie bei psychischen. Vielleicht noch bei Lungenkrebs, weil Betroffene einfach weniger hätten rauchen sollen.

Bei der Stigmatisierung psychischer Erkrankungen unterscheidet man diese oben beschriebene öffentliche Stigmatisierung von der Selbststigmatisierung. Das heißt, der Betroffene übernimmt bestehende Stereotypen und richtet sie gegen sich selbst. In diese Falle bin ich auch geraten. Wegen des Stereotyps »Psychisch Kranke sind nicht belastbar« habe ich mich jahrelang nicht auf eine Stelle als Oberärztin beworben. Ich musste erst bis nach Island gehen, um herauszufinden, wie belastbar ich eigentlich bin und dass ich eine solche Stelle sehr wohl ausfüllen kann. Das Stereotyp »Als psychisch Kranke soll man nicht in der Psychiatrie / im Gesundheitswesen arbeiten« hat mich vor allem nach meiner Manie 2010 sehr beschäftigt und treibt auch viele betroffene Kollegen um.

Das liegt daran, dass in der Psychiatrie die Abgrenzung zwischen »die« (die Kranken) und »wir« (die gesunden

Behandler) besonders streng aufrechterhalten wird. Während ein Onkologe mit eigener Krebserfahrung als besonders geeignet für seinen Fachbereich angesehen wird, weil er das Erleben seiner Patienten anders nachempfinden kann, schlagen einem Psychiater, der offen zu der eigenen Erkrankung steht, Vorurteile entgegen. Erst seit einigen Jahren beginnt sich das zu ändern, und »professionals with lived experience« werden als eine Bereicherung in Therapie und Forschung gesehen. Trotzdem fällt es Betroffenen, die im Gesundheitswesen tätig sind, unglaublich schwer, zu ihrer Erkrankung zu stehen. Dabei wäre das so wichtig, um die Destigmatisierung psychischer Erkrankungen und ihre Normalisierung voranzutreiben – gerade auch im Hinblick auf die nicht erst seit der Coronapandemie rasant steigenden Erkrankungszahlen. Wenn ich als Ärztin und Psychiaterin sagen kann, dass ich manische und depressive Phasen erlebt habe und sehr auf mich achten muss, um meine Stabilität zu erhalten, dann können das andere Menschen vielleicht auch leichter schaffen, und das Stigma psychischer Erkrankungen kann weiter reduziert werden.

Vermutlich wird das auch dadurch erschwert, dass die Psychiatrie als medizinische Disziplin selbst stigmatisiert wird. Wenn ich »richtigen« ärztlichen Kollegen aus anderen Fachrichtungen sage, dass ich Psychiaterin sei, ernte ich oft ein mitleidiges Lächeln. Psychiatrie wird häufig als »Pseudowissenschaft« herabgesetzt, mit der Annahme, Psychiater hätten diese Fachrichtung nur gewählt, weil sie für alles andere zu blöd gewesen seien. Dabei zeigt sich mit der Entwicklung der Neurowissenschaften immer deutlicher, dass es zu psychischen Erkrankungen korrespondierende neuronale Befunde gibt und dass beispielsweise auch Psychotherapie modulierend auf neuronale Netzwerke einwirkt. Die Zusammenhänge sind jedoch komplizierter nachweisbar und erfordern einen höheren technischen Aufwand, als eine Fraktur auf einem Röntgenbild oder einen Harnwegsinfekt durch Bakterien und Blut im Urin zu erkennen. Die diesbezüglichen Entwicklungen sind enorm spannend, und ich bin fest davon überzeugt, dass diese Erkenntnisse auch die therapeutischen Möglichkeiten vergrößern werden. Ich hoffe, dass der Nachweis von organischen Veränderungen im Gehirn, die wir durch Therapieoptionen gezielter beeinflussen können, ebenfalls zur Destigmatisierung beitragen kann.

Aber auch bei den von psychischen Erkrankungen betroffenen Menschen und ihren Angehörigen ist die Psychiatrie oft stigmatisiert. Die Psychiatrie wird oft mit Ruhigstellen durch Tabletten oder Zwangsmaßnahmen in Verbindung gebracht, die meisten stellen sich darunter einen Ort vor, an dem gefährliche Verrückte aufbewahrt werden. Doch das stimmt nicht. Psychiatrische Kliniken bieten ein multidisziplinäres Therapieprogramm an, mit Psychotherapie im Einzel- und Gruppensetting, Soziotherapie, Ergotherapie, Sporttherapie, oft auch Tanz- und Musiktherapie, Kunsttherapie, Achtsamkeitstraining, Meditation und weiteren Möglichkeiten. Natürlich wird das Therapieprogramm entsprechend der zugrunde liegenden Erkrankung gestaltet – in einer akuten Manie ist es kaum möglich, einer dreißigminütigen Reise durch den Körper zu folgen.

Das Stigma im Bereich psychischer Erkrankungen ist also komplex. Es verhindert, dass sich Betroffene rechtzeitig

Hilfe holen, es erschwert das (Über-)Leben mit einer psychischen Erkrankung, weil Betroffene bei der Arbeits- oder Wohnungssuche benachteiligt werden, in Hartz IV landen oder nur den Weg in die Frührente sehen, wobei die Bezüge nach kurzer Erwerbstätigkeit kaum zum Überleben reichen. Man kann es klar und deutlich sagen: Menschen mit schweren psychischen Erkrankungen werden in Deutschland aussortiert.

Was lässt sich dagegen tun? Wir müssen über psychische Erkrankungen aufklären! Nur Wissen hilft, um Stigma zu reduzieren. Es ist wichtig, dass Menschen wie Torsten Sträter oder Kurt Krömer sich zu Depression und Alkoholabhängigkeit bekennen und ihr Talent dazu nutzen, ihre Erkrankungserfahrungen so zu verpacken, dass sie gehört und gelesen werden.

Der Brite Stephen Fry hat seine Erfahrungen in der Dokumentation *The Secret Life of the Manic Depressive* verarbeitet und dafür sogar einen Emmy erhalten. Auch in Serien ist Bipolarität Thema, zum Beispiel in *Shameless*, *Modern Love*, *Homeland* oder *Spinning out*. Die oft sehr guten Darstellungen können dabei helfen, das Stigma zu reduzieren.

Stabil bleiben

Nirvana: Lithium

Meine manische Phase 2010 stellte einen Wendepunkt dar. Die Symptome waren so eindeutig gewesen, dass mir überhaupt nichts anderes übrig blieb, als mich mit der Diagnose »Bipolare Störung« auseinanderzusetzen. Mir war absolut klar, dass ich so etwas nicht noch einmal erleben wollte. Ich wollte solchen verheerenden Stimmungswechseln nicht weiter ausgesetzt sein. Und ich bin heute überzeugt, dass ich ohne Medikamente und Psychotherapie wahrscheinlich nicht mehr am Leben wäre. Das ist keine Übertreibung, wenn man sich die hohen Selbstmordraten bei der Bipolaren Störung ansieht und in Betracht zieht, wie schwer ausgeprägt meine Suizidgedanken in depressiven Phasen waren. Ich bin also sehr dankbar dafür, dass ich seit 2010 nur noch leichte Schwankungen hatte, die ich mit Notfallmaßnahmen aufhalten konnte, ohne in eine längere Krankheitsphase zu geraten. Der Weg dorthin war allerdings alles andere als geradlinig, und auf die ein oder andere Erfahrung hätte ich gern verzichtet. Und obwohl ich inzwischen akzeptiert habe, dass Medikamente und Psychotherapie mich für den Rest meines Lebens begleiten werden, hadere ich immer noch mit den Nebenwirkungen und möchte meine Pillen manchmal einfach nur die Toilette runterspülen. Ich möchte feiern, reisen und die streng strukturierte Lebensführung über Bord werfen. Ich möchte mal nicht durch die tägliche Tabletteneinnahme daran erinnert werden, dass ich eine chronische Krankheit habe. Ich möchte einfach mal völlig unbeschwert sein.

Die Behandlung der Bipolaren Störung steht für mich auf mehreren Säulen, die alle wichtig sind, um ein möglichst stabiles Leben zu führen. Die erste ist für mich die Psychoedukation, deren Ziel es ist, Betroffenen und ihren Angehörigen Wissen über die Bipolare Störung, ihre Auswirkungen und ihre Behandlung zu vermitteln. Die zweite Säule stellt die medikamentöse Behandlung dar, auf die die allermeisten Betroffenen angewiesen sind. Die Psychotherapie ist die dritte wichtige Säule. Die vierte Säule besteht aus einer guten psychiatrischen Begleitung, die fünfte repräsentiert die Selbsthilfe und die sechste die Selbstbeobachtung. Eine weitere wichtige Säule ist die Vorsorge. Die bedeutendste Säule ist für mich die achte, die wiederum aus den anderen Säulen resultiert: notwendige Veränderungen des Lebensstils oder Lifestyle Changes. Meine Stabilität – die ich mir bildlich als Schloss vorstelle – beruht auf diesen acht Säulen: Bin ich auch nur bei einer davon nachlässig, wird es kippelig.

Psychoedukation

Unter Psychoedukation (Psycho = Seele, Edukation = Bildung) wird die Aufklärung über eine psychische Erkrankung, ihre Entstehung, die mit ihr verbundenen Symptome und die Behandlungsmöglichkeiten verstanden. Außerdem werden Themen wie Umgang mit Stress oder die Aktivierung von Ressourcen – also die Wahrnehmung und Nutzung eigener

Fähigkeiten und Stärken – bearbeitet. Die Psychoedukation kann in Gruppen oder im Einzelsetting stattfinden und bezieht im Idealfall auch die Familien mit ein. Ziel ist die Stärkung der Eigenverantwortlichkeit des Patienten und eine bessere Krankheitsbewältigung.

Psychoedukation ist in den meisten psychosomatischen und psychiatrischen Kliniken ein wichtiger Therapiebaustein. Das ist nicht verwunderlich, da Studien nachweisen konnten, dass durch das Wissen über die eigene Erkrankung Rückfallraten deutlich reduziert werden können. Ich habe immer gern psychoedukative Gruppen geleitet, weil die meisten Betroffenen ein großes Interesse daran haben, mehr über ihre Diagnose zu erfahren. Auch den Angehörigen hilft es, besser zu verstehen, was gerade mit ihren Partnern, Kindern oder Eltern passiert.

Ich glaube, ein gutes Wissen über die Bipolare Störung ist essenziell, um über längere Zeit stabil zu bleiben. Nur wenn ich verstehe, warum es wichtig ist, meine Medikamente zu nehmen, werde ich das tun, auch wenn ich vielleicht Nebenwirkungen habe. Wenn ich als Angehörige weiß, wie ich mit meinem Partner in einer Depression umgehen kann, und erfahre, dass ich mich abgrenzen darf, kann das mich und meine Beziehung vor Schaden bewahren.

Natürlich habe ich durch mein Studium und meine psychiatrisch-psychotherapeutische Ausbildung diesbezüglich einen Vorteil. Aber auch für Menschen ohne medizinisches Fachwissen gibt es verschiedene Bücher zur Bipolaren Störung, die einen guten Überblick vermitteln. Und es ist auch ein Ziel dieses Buches, Wissen über diese Erkrankung und den Umgang damit weiterzugeben.

Medikamente

1. Phasenprophylaxe

Phasenprophylaktische Medikamente bilden die Basis der Behandlung der Bipolaren Störung. Die Erkrankung zeichnet sich dadurch aus, dass ohne Behandlung manische, depressive und gemischte Episoden auftreten können – Phasenprophylaktika dienen der Vorbeugung solcher Krankheitsepisoden. Gleichzeitig können sie in einer akuten Phase antidepressiv und/oder antimanisch wirken, je nach Präparat in unterschiedlicher Ausprägung.

Für mich sind die Phasenprophylaktika die wichtigsten Medikamente. Ich wurde aus Mannheim mit zwei Medikamenten entlassen: Mit dem unten beschriebenen Venlafaxin, einem starken Antidepressivum, und mit Quetiapin, einem neueren Antipsychotikum, das ursprünglich für die Behandlung von Schizophrenien entwickelt worden ist. Es wirkt aber auch antidepressiv und antimanisch und ist ein Stimmungsstabilisierer. Es ist also perfekt für die Behandlung einer Bipolaren Störung. Trotzdem hat es einen wirklich großen Nachteil: Es steigert den Appetit und kann deshalb zur Gewichtszunahme führen. Zu Beginn war das kein Problem für mich, da ich während der Depression durch den Appetitverlust einiges abgenommen hatte. Aber dann ging der Zeiger auf der Waage immer weiter nach oben. Da ich schon als Kind ein Problem mit Übergewicht gehabt hatte, konnte ich das nicht akzeptieren. Außerdem hatte ich das Gefühl, dass das Quetiapin mich dumm machte. Langsam im Kopf. Das ist bei Manien und Psychosen durchaus ein gewünschter Effekt: Rasende Gedanken werden gebändigt, Wahnideen reduziert. Ich hatte damals das Gefühl, eine Bremse im Kopf zu haben.

Ich wollte nicht dick und dumm sein. Und außerdem dachte ich ja, dass die Diagnose bipolar eine Fehldiagnose sein müsste. Ich setzte das Quetiapin also eigenmächtig ab, ohne ein zusätzliches vorbeugendes Medikament gegen neue Krankheitsepisoden zu nehmen, so dass ich, nachdem die Dosis des Antidepressivums immer weiter erhöht worden war, als typische Folge in meine Manie switchte.

Als ich 2010 in Greifswald wegen der Manie behandelt wurde, verbat ich den Ärzten wegen meiner negativen Vorerfahrung die Behandlung mit Antipsychotika. Obwohl sie bei meiner Symptomatik wegen meiner psychotischen Überzeugung, schwanger zu sein, auf jeden Fall indiziert gewesen wären. Stattdessen stimmte ich nur einer Behandlung mit Lithium zu.

Bereits seit den 1940er Jahren wurde Lithium in der Behandlung der Bipolaren Störung eingesetzt, zunächst vor allem wegen seiner akut beruhigenden Effekte. Später wurde auch die phasenprophylaktische Wirkung deutlich. Lithium gilt in der Therapie von Bipolaren Störungen als Goldstandard, also als Medikament der ersten Wahl, und die Betroffenen, bei denen Lithium wirkt, haben im Vergleich die besten Verläufe.

Ich hatte das große Glück, dass Lithium bei mir wirkte. Ich wurde ruhiger, konnte wieder besser schlafen, und auch die psychotischen Überzeugungen verblassten langsam. Die Wirkung von Lithium setzte nicht abrupt ein, sondern mir ging es langsam, aber kontinuierlich besser. Bis Lithium seine vollständige phasenprophylaktische Wirkung entfaltet, können bis zu sechs Monate vergehen. Im Rückblick denke ich heute, dass Lithium bei mir vor allem die depressiven Phasen zuverlässig verhindert. Und es gibt eine weitere Besonderheit: Lithium wirkt antisuizidal, das heißt, es reduziert die

Wahrscheinlichkeit für Selbsttötungen. Zwar wird das gerade von einer aktuellen Studie angezweifelt, aber ich für mich kann ganz klar sagen, dass ich, seit ich Lithium nehme, viel weniger Suizidgedanken habe. Sie treten nur noch ganz selten auf und sind dann im Vergleich zu früher viel weniger intensiv. Für mich ist das eine echte Erlösung. Ich bin überzeugt, dass Lithium mir das Leben gerettet hat.

Doch auch bei Lithium gilt: Es gibt keine Wirkung ohne Nebenwirkung. Neben den üblichen häufigen unerwünschten Arzneimittelwirkungen wie Gewichtszunahme, Zittern und Verlust der Libido kann Lithium die Schilddrüse und die Niere schädigen. Fast ein Viertel der behandelten Patienten entwickeln eine Schilddrüsenunterfunktion, davon bin auch ich betroffen. Ich nehme deshalb täglich Schilddrüsenhormone ein und komme so ganz gut zurecht. Schwieriger ist die chronische Nierenentzündung, die Lithium ebenfalls verursachen kann. Aus der Entzündung entwickelt sich manchmal eine Niereninsuffizienz, und im schlimmsten Fall kann die Niere komplett versagen. Durch hormonelle Nebenwirkungen kommt es teilweise zu einem gesteigerten Durstgefühl und zu einer vermehrten Urinausscheidung. Auch ich bin ständig am Trinken und kenne alle Toiletten auf den Wegen, die ich regelmäßig zurücklegen muss, damit es im Notfall schnell gehen kann. Meine Nierenfunktion hat sich innerhalb der letzten fünf Jahre verschlechtert, und im Ultraschall zeigt sich eine beginnende Entzündung. Trotzdem ist es für mich keine Option, das Lithium abzusetzen. Die möglichen, für mich nicht absehbaren Folgen halten mich davon ab. Allerdings habe ich die Dosis langsam reduziert und konnte so zumindest eine weitere Verschlechterung meiner Nierenfunktion verhindern.

Diese Nebenwirkungen sind mit ein Grund, dass Lithium nicht häufig verordnet wird, obwohl es weiterhin das Medikament der Wahl ist. Hinzu kommt, dass Lithium nur ein geringes therapeutisches Fenster hat. Das bedeutet, Lithium ist sehr schnell toxisch, wenn man zu viel davon einnimmt – und eine Lithiumvergiftung kann tödlich enden. Deshalb muss vor allem zu Beginn der Behandlung sehr oft Blut abgenommen werden, um die ideale Dosis zu finden. Außerdem ist Lithium ein anspruchsvolles Medikament, weil regelmäßige Kontrollen der Nieren- und Schilddrüsenwerte sowie EKGs erfolgen müssen, da unter der Behandlung mit Lithium Herzrhythmusstörungen auftreten können. Viele Kollegen schrecken deshalb von der Verordnung zurück. Das finde ich schwierig. Die meisten Betroffenen, die ich kenne, die wie ich sehr stabil sind und ein verhältnismäßig wenig eingeschränktes Leben führen, nehmen wie ich Lithium ein.

Trotzdem reicht bei mir Lithium nicht aus, um die Bipolare Störung im Griff zu haben. Deshalb nehme ich seit einigen Jahren wieder Quetiapin ein, und das, obwohl mich schon seit damals in Mannheim eine echte Hassliebe damit verbindet. Zwar wirkt es bei mir zuverlässig gegen manische Symptome, aber es macht mich eben auch lethargisch, dick und doof. Ich kämpfe also ständig mit jedem Milligramm, das ich einnehmen muss, und feiere jede Reduktion, die mir gelingt, ohne dass es zu einer Destabilisierung führt. Trotzdem: Quetiapin ist das Medikament, das mir in Notfallsituationen schnell und zuverlässig hilft und ohne das ich sicher nicht um weitere Klinikaufenthalte herumgekommen wäre.

Weitere Medikamente muss ich für die Bipolare Störung nicht einnehmen. Nur in extremen Ausnahmefällen benötige ich ein zusätzliches Schlafmittel, beispielsweise bei einem unerwarteten Todesfall oder aber wenn ich völlig überdreht bin und mit anderen Methoden wie autogenem Training oder Atemübungen nicht zur Ruhe komme.

Neben Lithium und Antipsychotika wird noch eine weitere Medikamentengruppe zur Phasenprophylaxe eingesetzt, nämlich Antikonvulsiva. Dies sind Medikamente, die eigentlich für die Behandlung von epileptischen Anfällen (Konvulsionen) entwickelt wurden, aber auch bei Bipolaren Störungen verwendet werden, insbesondere bei schnellen Phasenwechseln, auch Rapid Cycling genannt. Zum Beispiel Valproinsäure: Sie war lange neben Lithium das wichtigste phasenstabilisierende Medikament, darf aber bei Frauen im gebärfähigen Alter wegen teratogener, also embryoschädigender Wirkungen nicht mehr eingesetzt werden. Lamotrigin, ebenfalls ein Antiepileptikum, wird besonders bei Bipolar-II-Störungen eingesetzt, da es eine gute antidepressive Wirkung hat.

Phasenprophylaktika werden auch gern kombiniert, um einen möglichst umfassenden Schutz zu erreichen. Nur wenige Bipolare kommen mit nur einem Medikament aus. Oft werden Medikamente, die vor allem Manien vorbeugen, mit Medikamenten kombiniert, die prophylaktisch gegen Depressionen wirken, also zum Beispiel Valproinsäure mit Lamotrigin. Wichtig ist dabei, auch mögliche Wechselwirkungen im Blick zu haben und insbesondere bei Lithium und Lamotrigin auch den Blutspiegel regelmäßig zu prüfen, um eine Überdosierung mit möglichen Nebenwirkungen oder eine Unterdosierung mit ausbleibender Wirkung auszuschließen.

2. Antidepressiva

Mein erstes Psychopharmakon habe ich mit 25 Jahren eingenommen. Es war hoch dosiertes Johanniskraut, das ich rezeptfrei in der Apotheke kaufen konnte. Johanniskraut ist ein pflanzliches Antidepressivum, dessen Wirksamkeit in verschiedenen Studien belegt wurde. An Nebenwirkungen erinnere ich mich nicht, es ging mir bald besser, und ich setzte das Medikament wieder ab. Dabei machte ich eigentlich alles falsch, was man falsch machen kann. Ich ignorierte, dass Johanniskraut die Wirkung von anderen Medikamenten, beispielsweise der Antibabypille, reduzieren kann, und statt mich wegen der erhöhten Empfindlichkeit der Haut gegenüber Sonneneinstrahlung zu schützen, flog ich nach Australien. Eine Aufklärung über das Präparat in der Apotheke gab es übrigens nicht. Aber vielleicht hatte ich auch einfach zu angespannt gewirkt, weil es mir unangenehm war, »so ein« Medikament zu brauchen. Damit war ja schließlich klar, dass ich nicht ganz gesund war. Ich weiß noch, wie ich mit klopfendem Herzen vor der Apothekerin stand und leise flüsterte »Eine Packung Johanniskraut bitte«, während ich ihrem Blick auswich. Vielleicht hat sie deshalb auf eine Aufklärung verzichtet, damit ich mich nicht noch mehr schäme.

Das zweite Antidepressivum, diesmal ein mir verschriebenes, war Citalopram. Ich erhielt es zu Beginn der schweren depressiven Episode, die mich später in die Klinik führen würde. Citalopram ist ein Serotonin-Wiederaufnahmehemmer (SSRI), und es war damals so etwas wie das Aspirin unter den Antidepressiva – also das Medikament der Wahl bei Ersterkrankungen, das gern und häufig verschrieben wurde und dadurch weitverbreitet war. Die Serotoninmangel-Hypothese war noch hoch im Kurs: Man dachte, ein Mangel an Serotonin würde eine Depression auslösen, und wenn durch die Wiederaufnahmehemmer die Konzentration von Serotonin im synaptischen Spalt zwischen zwei Zellen steigen würde, wäre der Mangel ausgeglichen und die Depression würde verschwinden. Auch wenn diese Hypothese so heute nicht mehr haltbar ist, werden SSRI weiter erfolgreich in der Behandlung von Depressionen eingesetzt. Heute geht man davon aus, dass durch die Einnahme von Antidepressiva neuronale Netzwerke beeinflusst werden, deren Fehlaktivierung ursächlich ist für die Entstehung psychischer Erkrankungen.

Für mich war Citalopram nicht das richtige Medikament. Ich bekam eine sehr unangenehme Nebenwirkung, nämlich die Akathisie, die man am besten als Bewegungsunruhe bezeichnen kann, auch wenn ich dieses Wort etwas zu harmlos finde. Ich konnte nicht mehr still sitzen oder liegen, meine Beine verursachten mir unangenehme Gefühle und mussten ständig bewegt werden, was aber nur kurz für Linderung sorgte. Diese ständige Unruhe verstärkte meine depressive Symptomatik, und mir ging es durch das Medikament schlechter und nicht besser. Ich erinnere mich an einen Abend, an dem Florian gekocht hatte und wir gemeinsam essen wollten. Aber ich konnte nicht. Schon nach weniger als einer Minute musste ich aufstehen. Es war so eine Spannung in meinem Körper, dass es fast wehtat. Ich lief in unserem Wohnbereich auf und ab.

»Jetzt setz dich doch mal, du machst mich wahnsinnig«, sagte Florian.

Dabei fühlte *ich* mich gerade so, als würde ich wahnsinnig werden. Auch weil ich nicht verstand, was mit mir los war. Einerseits war ich antriebslos und hatte keine Energie wegen der Depression. Andererseits konnte ich mich nicht ausruhen, weil diese Unruhe dann nicht auszuhalten war.

Citalopram wurde dann abgesetzt, und die Symptome verschwanden wieder. Erst im Nachhinein verstand ich, dass ich eine Akathisie gehabt hatte. Wenn meine Patienten über diese Bewegungsunruhe klagen, nehme ich das sehr ernst, weil ich weiß, wie unaushaltbar diese Nebenwirkung ist und dass es nicht so ist, dass sich Patienten nur anstellen. Die Akathisie kann so extrem werden, dass sie, wenn sie nicht erkannt und behandelt wird, in Kombination mit der depressiven Symptomatik Betroffene in den Suizid treiben kann. Für mich ist es eine Nebenwirkung, die nicht akzeptabel ist.

Nach dieser negativen Erfahrung wurde ich umgestellt auf Venlafaxin. Damals relativ neu auf dem Markt, hatte es in großen Vergleichsstudien zur Wirksamkeit verschiedener Antidepressiva besonders überzeugt. Venlafaxin ist ein Serotonin-Noradrenalin-Wiederaufnahmehemmer, wodurch auch die Neurotransmittermenge von Noradrenalin im synaptischen Spalt zwischen Nervenzellen erhöht wird – und nicht nur die von Serotonin, wie oben für die SSRI beschrieben. Venlafaxin hat bei mir gewirkt, vor allem, nachdem ich es in einer hohen Dosis eingenommen habe. Heute wird es aber durchaus kritischer gesehen. Es hat vergleichsweise viele Nebenwirkungen und Interaktionen mit anderen Medikamenten, und das Absetzen kann sehr unangenehm sein. Es kann zu Kopfschmerzen, Überempfindlichkeit für Reize von außen und Stimmungsschwankungen kommen. Manchmal erleiden Betroffene sogenannte Brain Zaps – berichtet wird von Blitzen oder leichten Stromschlägen im Kopf. Andere hören knisternde Geräusche oder beschreiben ein Gefühl wie bei Höhenangst. Auch diese Absetzsymptome wurden von Psychiatern leider lange nicht ernst genommen, bis Betroffenenverbände in den USA das Thema immer mehr in die Öffentlichkeit brachten. Im angloamerikanischen Sprachraum hat sich der Begriff des Antidepressant Discontinuation Syndrome – auf Deutsch etwa:

Antidepressiva-Absetzsyndrom – inzwischen etabliert. Er beschreibt Symptome, die auftreten können, wenn Antidepressiva abrupt abgesetzt werden oder die Dosis zu schnell reduziert wird. Diese treten meist innerhalb einer Woche auf und sind mannigfaltig: Neben Ängsten, Kopfschmerzen, Benommenheit oder Gleichgewichtsstörungen können auch Muskelschmerzen, Zittern oder sogar Halluzinationen auftreten. Inzwischen setzt sich auch in Deutschland unter anderem wegen der Absetzproblematik, aber auch wegen der fraglichen Wirksamkeit vor allem bei leichten und mittelschweren Depressionen, ein kritischerer Umgang beim Verordnen von Antidepressiva durch.

Für Menschen mit einer Bipolaren Störung birgt die Einnahme von Antidepressiva noch eine weitere große Gefahr: das Auslösen einer Manie. Und bei Venlafaxin tritt dieser Switch in die Manie besonders häufig auf. Das habe ich auch erlebt, als ich nach meinem schweren MS-Schub 2010 depressiv wurde und das Medikament hoch dosiert einnehmen musste. Ich glaube bis heute, dass Venlafaxin einen großen Anteil an der Entstehung meiner Manie hatte.

Generell ist der Einsatz von Antidepressiva bei der Bipolaren Störung umstritten. Das liegt nicht nur am Switch-Risiko, sondern in großen Studien wurde auch gezeigt, dass es durch die Einnahme von Antidepressiva zu einem gehäuften Auftreten von Phasen kommen kann und dass die Stabilität eher abnimmt, sich also insgesamt der Krankheitsverlauf verschlechtert. Heute nehme ich deshalb keine Antidepressiva mehr ein. Generell sollten sie nur in Kombination mit einem phasenprophylaktischen Medikament eingenommen werden. Bei leichten und mittelschweren Depressionen erscheint es besser, auf ein Antidepressivum zu verzichten. Bei schweren depressiven Phasen kann es vorübergehend sinnvoll sein, um eine Remission, also ein Verschwinden der depressiven Symptome, zu erreichen. Dann sollte es aber wieder abgesetzt werden, um die beschriebenen negativen Folgen zu vermeiden. Während der Einnahme sollte der Patient eng begleitet werden, um ein mögliches Umschlagen in eine manische oder gemischte Phase frühzeitig zu erkennen.

Trotzdem wurde ich bei meinem Klinikaufenthalt 2010 auch auf ein Antidepressivum eingestellt, da ich damals sowohl manische als auch depressive Symptome zeigte. Ich bekam Bupropion: Ursprünglich als Mittel zur Raucherentwöhnung entwickelt, hat es einen anderen Mechanismus als die anderen Antidepressiva und dadurch ein geringeres Switch-Risiko. Bupropion ist von der chemischen Struktur her ein Amphetamin und eines der wenigen Antidepressiva, das deshalb auch in hohen Dosen durch die Nase geschnupft als Droge genutzt wird. Es erhöht unter anderem die Konzentration des Dopamins, unseres Belohnungshormons. Wie andere Amphetamine auch kann es zu Schlaflosigkeit und innerer Unruhe führen und manchmal zu einer deutlichen Gereiztheit. Anders als die SSRI (Serotonin-Wiederaufnahmehemmer) führt es aber nicht zu einer Gewichtszunahme und nicht zu sexueller Dysfunktion oder Libidoverlust. Ich habe Bupropion nur für eine kurze Zeit eingenommen. Damals stand der Wirkstoff noch unter Patentschutz, und mein Psychiater in Meckenheim war nicht bereit, mir dieses Mittel zu verordnen, aus Angst vor möglichen Regressansprüchen der Krankenkassen. Inwieweit mir Bupropion geholfen hat, kann ich in der Rückschau nur schlecht beurteilen.

Ein Antidepressivum habe ich nach meiner Diagnose nur noch einmal für wenige Wochen erhalten, als ich mit starken

Ängsten zu tun hatte. Das war für mich ein schwieriger Zustand, weil ich eigentlich ein sehr unerschrockener Mensch bin. In dieser Phase war ich sehr verunsichert, habe mich kaum getraut, allein etwas zu machen, und habe richtig am Rockzipfel meines Mannes gehangen. Mein Psychiater verordnete mir Duloxetin zusätzlich zu meiner Dauermedikation mit Lithium und Quetiapin, was auch gut half. Sobald die Ängste sich reduziert hatten, habe ich das Medikament wieder abgesetzt, um keinen Switch in eine Manie oder gemischte Episode zu riskieren.

3. Schlaf- und Beruhigungsmittel

Kurzzeitig können auch Beruhigungsmittel und Schlaftabletten eingesetzt werden. Benzodiazepine, also klassische Beruhigungsmittel wie Valium oder Lorazepam, können bei starker innerer Unruhe in Manie und Depression hilfreich sein. Bei heftigen Suizidgedanken hilft mir Lorazepam, um dem ständigen Gedankenkreislauf zu entrinnen und meine übertriebenen Ängste zu lindern. Es ist, als ob Lorazepam die Gedanken ausschalten würde, und ich finde wieder innere Ruhe. Leider macht es aber bei ständigem unkontrolliertem Gebrauch im hohen Grade abhängig, sodass es wirklich nur ein Notfallmedikament ist, dessen Einnahme ärztlich überwacht werden muss. Dasselbe gilt für Schlafmittel wie Zolpidem oder Zopiclon, die genau wie Benzodiazepine beruhigend und schlaffördernd wirken. Dazu docken sie im Gehirn an sogenannten GABA-Rezeptoren an, die die Konzentration beruhigender Botenstoffe im Gehirn erhöhen. Auch diese Medikamente sind nur zur kurzfristigen Behandlung von Schlafstörungen zugelassen. Die Nutzung ist auch deshalb schwierig, weil sie die Reaktionsfähigkeit deutlich einschränken. Es kann also gefährlich werden, die Medikamente nachts einzunehmen und am nächsten Tag Auto zu fahren.

Psychopharmaka sind ein täglicher Bestandteil meines Lebens. Seitdem ich Mitte zwanzig bin, nehme ich Medikamente gegen meine psychische Erkrankung ein. Ich tue das, weil ich weiß, dass es ohne nicht geht. Mir hilft mein Wissen als Ärztin dabei, diesen Fakt zu akzeptieren. Und mir hilft, dass meine Medikamentenkombination wirkt. Seit ich das Lithium nehme, bin ich endlich frei von Depressionen, die mich seit meiner Kindheit begleitet haben. Ich bin nicht mehr hilflos selbstzermürbenden Schuldgefühlen und Suizidgedanken ausgesetzt. Ich kann nicht mehr wochenlang kaum mein Bett verlassen oder nur wie ein Zombie durch die Gegend wanken, mit eingemeißeltem Grinsen im Gesicht. Dies ist ein enormer Gewinn an Lebensqualität.

Im Gegensatz zu vielen anderen Betroffenen habe ich nie das Gefühl gehabt, dass ich mich wegen des Lithiums innerlich leer oder abgestumpft fühle. Ich bin weiterhin emotional, manchmal überglücklich und manchmal auch sehr traurig. Aber es bewegt sich in einem gesunden Rahmen. Dadurch habe ich bisher nie den Impuls gehabt, meine Medikamente komplett abzusetzen. Meine Lebensqualität ist jetzt deutlich höher, auch wenn ich mit dem Quetiapin oft hadere. Ich kann förmlich spüren, wie es meine Gedanken verlangsamt. Natürlich ist das gerade in der Manie ein gewünschter Effekt. Aber durch die tägliche Einnahme fühle ich mich manchmal, als ob mein Ideenreichtum und meine Kreativität unter einer Bleidecke begraben wären. Mein Mann hat dazu mal gesagt: »Früher warst du messerscharf. Das bist du jetzt nicht mehr.« Mein

Kopf erscheint mir viel langsamer, lustige Bemerkungen oder schlagfertige Antworten fallen mir immer erst Stunden zu spät ein, wenn das Gespräch längst beendet ist. Und ich vergesse so viel mehr als früher.

Wahrscheinlich ist es nicht ganz fair, dass ich das alles dem Quetiapin zuschreibe, schließlich entstehen auch durch die Erkrankung selbst kognitive Defizite. Trotzdem ist es mein Ziel, irgendwann das Quetiapin nicht mehr zu brauchen und mit einer kleinen Dosis Lithium auszukommen. Aber dazu wären mehr Veränderungen in meinem Leben notwendig, zu denen ich im Moment nicht bereit bin. Trotzdem verstehe ich, dass viele Betroffene den Wunsch haben, Medikamente abzusetzen, weil sie sich durch die Einnahme eingeschränkt fühlen. Dies sollte aber nur mit ärztlicher Begleitung und sehr langsam erfolgen, um keinen Rückfall in eine manische oder depressive Phase zu riskieren. Es kann sinnvoller sein, Medikamente zu reduzieren, da in einer akuten Phase höhere Dosen als in der Rückfallprophylaxe erforderlich sind. Ein abruptes Absetzen aller Medikamente auf einmal sollte in jedem Fall vermieden werden.

Psychotherapie

Ein wichtiger, aber auch schwieriger Therapiebaustein. Für Menschen mir Bipolarer Störung ist es oft schwer, überhaupt einen Psychotherapeuten zu finden. Psychotherapie wird in Deutschland meist von Psychologen angeboten, die im Gegensatz zu Psychiatern Psychologie und nicht Medizin studiert haben. Im Anschluss an ihr Studium absolvieren sie die Ausbildung zum Psychotherapeuten.

Da die Bipolare Störung aber lange Zeit als nicht psychotherapeutisch behandelbar galt, stellt sie im Psychologiestudium und in der psychotherapeutischen Ausbildung eher eine Randerscheinung dar, und das Wissen der Psychologen über diese Erkrankung ist oft gering. Viele Therapeuten lehnen also bipolar Betroffene ab, weil sie sich mit der Erkrankung nicht richtig auskennen. Andere stellen die Diagnose infrage.

Das ist ein Thema, das immer wieder in Selbsthilfeforen diskutiert wird und das ich auch selbst erlebt habe. Die Diagnose wird oft deshalb angezweifelt, weil die Therapeuten ihre Patienten nie in einer Manie erlebt haben – und sie deshalb nicht als bipolar einordnen. Schließlich holen die sich eher in der Depression Hilfe. Häufig wird auch die Diagnose einer Traumafolgestörung gestellt, oder die einer Persönlichkeitsstörung, beides Krankheitsbilder, die Therapeuten besser kennen. Oft haben Menschen mit Bipolarer Störung die Hoffnung, durch eine Traumatherapie komplett geheilt zu werden. Manchmal passiert jedoch das Gegenteil, und durch das Aufarbeiten frühkindlicher Erfahrungen wird eine Krankheitsepisode getriggert.

Und trotzdem hat die Psychotherapie einen wichtigen Stellenwert. Mir hat vor allem meine Verhaltenstherapie geholfen. Diese Therapie habe ich direkt nach der MS-Diagnose begonnen, also zu einem Zeitpunkt, an dem die Bipolare Störung noch gar nicht im Raum stand. Mein damaliger Neurologe hat mir den Therapieplatz vermittelt, sodass ich keine lange Wartezeit hatte. Es war wichtig für mich, dass meine Therapeutin fürsorglich und liebevoll mir gegenüber war – dadurch konnte ich auch liebevoller mit mir selbst sein. Das war klassisches »Lernen am Modell«, ein wichtiges Element bei dieser Form der Therapie, deren Ziel es ist, am konkreten Verhalten anzusetzen: Gesundheitsförderndes Verhalten soll verstärkt werden und eher schwierige Verhaltensweisen gelöscht. Für mich war die Grundhaltung der Therapeutin sehr wichtig, die mir gegenüber annehmend und positiv war.

Meine Therapeutin hat mir die Möglichkeit gegeben, um meine verlorene körperliche Unversehrtheit zu trauern. Sie hat es verstanden, mir zu vermitteln, dass verschiedene meiner Verhaltensweisen für den Verlauf einer chronischen Erkrankung nicht vorteilhaft waren – ohne dabei belehrend zu sein. Sie half mir, realistischere Ansprüche an mich selbst zu stellen. Vermeintlich einfache Fragen wie »Was ist Ihnen wichtig im Leben?« halfen mir, meine Prioritäten zu überdenken. Ich bin immer gern zu ihr gekommen, und ich habe mich wertgeschätzt und willkommen gefühlt. Überhaupt halte ich es für den wichtigsten Faktor in der Psychotherapie, dass eine gute therapeutische Beziehung etabliert werden kann, das heißt, dass ich mich mit meinem Gegenüber wohlfühle. Auch die Forschung hat gezeigt, dass die Wirksamkeit einer Therapie entscheidend damit zusammenhängt.

Die Praxis meiner Therapeutin befand sich in einer freundlichen Altbauwohnung mit hohen Stuckdecken. Eine typische Sitzung begann damit, dass ich von meiner letzten Woche erzählt habe. Oft ging es dabei um berufliche Belastungen. Ich kann mich an eine Sitzung erinnern, bei der es mir sehr schlecht ging. Es war Urlaubszeit, und ich musste auf Station die Patienten einer Kollegin mitbetreuen. Dadurch hatte ich plötzlich mehr als zwanzig Patienten.

»Wie geht es Ihnen damit?«, fragte meine Therapeutin.

»Ich bin gestresst. Abends kann ich nicht einschlafen, weil ich schon überlege, wie ich den nächsten Tag schaffen soll.«

»Hm. Hilft das?«

»Natürlich nicht. Am nächsten Tag bin ich übermüdet, und der Arbeitsberg ist noch weniger zu bewältigen.«

»Sorgen Sie denn für einen Ausgleich nach der Arbeit, wie wir es letzte Woche besprochen haben?«, fragte sie einfühlsam.

»Ehrlich gesagt schaffe ich das nicht. Ich arbeite länger, und zu Hause setze ich mich nur noch vor den Fernseher und falle dann ins Bett und kann nicht einschlafen«, gestand ich und hatte ein schlechtes Gewissen, weil ich das Erarbeitete nicht sofort hatte umsetzen können.

»Aha.«

»Ich weiß, dass das nicht gut ist, aber ich komme aus der Nummer ja nicht raus. Meine Kollegin darf schließlich auch mal Urlaub machen. Vor allem, nachdem ich so lang krank war.« Und wieder kam dieses nagende Schuldgefühl in mir hoch, dass ich meine Kollegin wegen meiner Erkrankung im Stich gelassen hatte und dass sie für mich hatten mitarbeiten müssen. Also war es ja ganz klar, dass ich mich revanchieren musste.

»Fühlen Sie sich denn gerade gesund?«, fragte sie weiter nach.

»Na ja, gut fühle ich mich nicht. Aber es geht schon noch.«

»Es geht schon noch?«

»Ja«, sagte ich, durchaus ein bisschen trotzig.

»Kommt Ihnen das nicht ein bisschen bekannt vor?«, fragte die Therapeutin weiter nach – freundlich, aber bestimmt.

Ich hielt inne. Ja, es kam mir tatsächlich bekannt vor. »Ja, Sie haben recht. Damals, bevor die MS-Diagnose kam, dachte ich auch ›Es geht ja noch‹, ›Es ist schon nicht so schlimm‹ und habe weitergemacht, obwohl ich schon Symptome hatte.«

»Und jetzt?«

Ich dachte nach. Tatsächlich, da war es wieder, mein übliches Muster: Leistung bringen, durchhalten.

Die Therapeutin hakte weiter nach: »Schlafstörungen, Stress, Grübeln, Vernachlässigung angenehmer Aktivitäten …«

Jetzt wurde es mir bewusst: »Ja«, sagte ich, »das sind Symptome einer Depression.«

»So ist es«, sagte sie, während sie mich immer noch freundlich und fürsorglich ansah.

»Ja«, wiederholte ich. »So ist es.« Verrückt eigentlich, dass ich die Symptome zwar wahrgenommen, aber nicht mit einer Depression in Verbindung gebracht hatte. Dabei sind es definitiv Frühwarnzeichen.

»Was ist denn jetzt wichtig?«, fragte meine Therapeutin.

»Nicht wieder depressiv zu werden«, sagte ich, ohne nur eine Sekunde zu zögern.

»Wie kann das gelingen?«

»Ich darf mich nicht so stressen.«

Sie lachte. »Stimmt«, entgegnete sie freundlich. »Aber wie kann das konkret aussehen?«

Wir besprachen verschiedene Möglichkeiten. Einige lehnte ich strikt ab. Unmöglich konnte ich zum Beispiel danach fragen, dass ich einen zusätzlichen Kollegen zu mir auf Station bekomme, um die Urlaubsvertretung zu machen. Dafür gab es keine Kapazitäten. Auch schon wieder krankmelden ging für mich gar nicht. Ich fühlte mich schließlich immer noch schuldig für meine Ausfälle. Trotzdem stand am Ende ein ganz guter Plan: Die einzelnen Therapiestunden für die Patienten von 50 Minuten auf 25 zu verkürzen, die Gruppentherapien nicht als zweite Therapeutin zu begleiten und die Termine für das Forschungsprojekt, an dem ich mitarbeitete, auf nach der Urlaubszeit zu verlegen. Außerdem würde ich nicht mehr auf die Mittagspause verzichten und durcharbeiten, weil so viel zu tun war. Zusätzlich nahm ich mir vor, nach der Arbeit noch etwas für den Ausgleich tun, am besten kurz an die frische Luft zu gehen. Und auch wenn es mir schwerfiel: Als Ultima Ratio müsste ich eine Krankmeldung akzeptieren – es half schließlich niemandem, wenn ich wegen der Urlaubsvertretung wieder in eine Depression rutschen und erneut Wochen oder Monate ausfallen würde.

Durch die Therapie lernte ich, neue Verhaltensmöglichkeiten zu entdecken, statt alles immer wie früher zu machen. Natürlich gelang mir das nicht von jetzt auf gleich, aber immer häufiger stellte ich nicht mehr die Leistung in den Vordergrund, sondern meine psychische Gesundheit. Diese in der Therapie erlernte Fähigkeit hilft mir bis heute. Wenn ich merke, dass ich krampfhaft an etwas festhalte, obwohl es mir offensichtlich nicht guttut, frage ich mich selbst, warum das so ist und was ich alternativ tun könnte. Und denke dabei oft an meine liebevolle Therapeutin.

Auch an anderen Verhaltensweisen, die sehr typisch für Menschen mit Depressionen sind, konnten wir in der Therapie arbeiten. So habe ich gelernt, nicht für alles mir selbst die Schuld zu geben, mich selbst fairer zu beurteilen und nicht immer das Schlimmste zu vermuten. Auch fällt es mir jetzt leichter, negative Erfahrungen nicht zu generalisieren. Wenn ich morgens verschlafe, heißt das zum Beispiel nicht automatisch, dass der ganze Tag gelaufen ist. Und wenn ich meinen Schlüssel verliere, ist mir mittlerweile klar, dass das nicht immer nur mir passiert. Ich kann positiven Ereignissen in meinem Leben mehr Raum gegeben und sehe sie nicht als selbstverständlich an. Ich kann selbst entscheiden, aus welchem Blickwinkel ich mein Leben und die Welt betrachte. Das ist ein großer Schritt für mein Wohlbefinden.

Nach 25 von der Krankenkasse genehmigten und bezahlten Therapiestunden haben wir damals die Behandlung beendet. Die positiven Erfahrungen begleiten mich aber auch heute noch.

Die zweite Psychotherapie, die ich hatte, war eine tiefenpsychologische Therapie bei einem männlichen Therapeuten. Ich habe sie 2010 nach meinem schweren MS-Schub mit den Sehstörungen, an den sich eine heftige Depression anschloss, begonnen. Die rein medikamentöse Therapie schien nicht ausreichend zu helfen, und befreundete Kollegen motivierten mich, zusätzlich eine erneute Psychotherapie zu beginnen. Da ich 2006 gute Erfahrungen gemacht hatte und auch selbst verstand, dass es so depressiv nicht weitergehen konnte, willigte ich ein und hatte schon kurze Zeit später einen Therapieplatz, den mir ein Freund besorgt hatte. Der Fokus war ein anderer als 2006 in der Verhaltenstherapie. Jetzt ging es darum, Zusammenhänge zwischen biografisch geprägten Verhaltens- und Kommunikationsmustern und heutigen Schwierigkeiten in Beziehungen zu erarbeiten. Oder, einfacher ausgedrückt: Wie wirkten sich meine Erziehung und Prägung auf meine heutigen Beziehungen und mein Verhalten in Beziehungen aus? In der Tiefenpsychologie geht es darum, auch unbewusste Erfahrungen bewusst zu machen. Wegen möglicher negativer Folgen durch diese mit oft heftigen Gefühlen verbundene Therapie ist ihr Einsatz bei

Bipolaren Störungen umstritten, weil es möglich ist, dass dadurch eine Instabilität ausgelöst wird.

Ich glaube, ich habe insgesamt 150 Stunden tiefenpsychologische Therapie durchlaufen. Mein Therapeut blieb in seiner Grundhaltung abstinent, wie es bei tiefenpsychologischen und analytischen Therapeuten gefordert ist. Das bedeutet, dass der Therapeut nicht auf die Bedürfnisse und Wünsche des Klienten reagiert. Eine typische Therapiestunde begann damit, dass er mich schweigend ansah. Diese abwartende Haltung dient dazu, dass der Klient das Gespräch beginnt und nicht der Therapeut die Thematik vorgibt, auch wenn das für den Klienten einfacher wäre. Genauso wird verfahren, wenn der Klient beispielsweise weint: Das dahinterstehende Bedürfnis, nämlich Trost, wird durch den Therapeuten nicht erfüllt. Denn in dem Moment, in dem der Trost kommt, endet die Auseinandersetzung mit der Erfahrung, die die Trauer ausgelöst hat. Wenn aber nicht getröstet wird, werden eigene Gefühle und Erinnerungen bewusst, die vorher vielleicht verdrängt worden sind. Es soll also ermöglicht werden, die hinter dem Bedürfnis stehenden unbewussten Vorgänge dem Bewusstsein sichtbar zu machen.

Nehmen wir zum Beispiel an, ein Mann berichtet traurig davon, dass er in einem beruflichen Projekt einen Durchbruch erreicht habe und damit freudestrahlend zu seinem Chef ins Büro gestürmt sei. Dieser habe aber nur kurz von seinem Schreibtisch aufgeschaut und das Ganze mit einem »Ich habe jetzt keine Zeit für den Quatsch« abgetan. Der Mann erzählt, wie traurig und abgelehnt er sich gefühlt habe. Anstatt diese Gefühle durch Trost zu besänftigen, geht es in der Tiefenpsychologie darum mitzubekommen, warum genau diese Gefühle in dieser Situation entstehen. Der Mann hätte ja zum

Beispiel auch wütend werden können. Gemeinsam können Therapeut und Klient in dieser Situation nachspüren, ob der Klient diese Gefühle kennt. Und vielleicht fällt ihm dann ein, dass er als Kind gern geschnitzt hat und dabei so gut war, dass er von Freunden und Nachbarn oft gehört hat, wie geschickt er sei und wie gut er das mache. Wenn er aber seinem Vater etwas zeigen wollte, wurde er abgewimmelt. Der Vater hatte immer etwas Besseres zu tun und interessierte sich nicht für die Werke seines Sohnes. Mithilfe dieser Erinnerung erkennt der Mann, dass er von seinem Chef die Anerkennung für seine Arbeit wollte, die er von seinem Vater nicht bekommen hat. Er lernt, dass er in der Situation nicht wie ein erwachsener Arbeitnehmer reagiert hat, sondern wie der verletzte Achtjährige, der vom Vater nicht gesehen wurde. Er versteht, wie die damalige Erfahrung bisher unbewusst sein heutiges Verhalten beeinflusst. Dadurch dass ihm das nun bewusst ist, kann er in einem zweiten Schritt versuchen, sein Verhalten zu verändern.

Es ist tatsächlich so, dass ich durch diese Therapie Dinge in meiner Biografie anders verstanden und neu bewertet habe. Mir haben aber dennoch der Trost und die Zuwendung, wie ich sie in der Verhaltenstherapie erfahren habe, gefehlt. Es hat mich weitergebracht, einige Stolpersteine zu erkennen, wie zum Beispiel, dass es für mich sehr wichtig ist, von allen Menschen gemocht zu werden und dass ich mein Verhalten oft daran ausrichte, anstatt meine eigenen Bedürfnisse ernst zu nehmen. Es gelingt mir seitdem besser, solche Situationen von außen zu betrachten und mich von meinen hinderlichen Emotionen frei zu machen, die durch Kindheitserfahrungen reaktiviert werden und in der aktuellen Situation nicht mehr passend sind. Insofern wurde dieses Therapieziel erreicht.

Die Therapie selbst empfand ich damals oft als belastend. Ich habe viel geweint, ohne Trost zu erhalten. Es war also nicht wie bei meiner ersten Therapie, wo ich nach jeder Sitzung gestärkt herausging. Oft war ich danach traurig oder wütend, und die Auseinandersetzung mit dem Besprochenen ging nach der Therapie weiter. Das war ja auch der gewünschte Effekt. Im Rückblick war es sicher ein Fehler, die in der Ausbildung zur Fachärztin geforderte Selbsterfahrung gleichzeitig zu machen. Durch die vielen heftigen Emotionen, die da alle zur gleichen Zeit auf mich einprasselten, geriet ich zu sehr aus dem Gleichgewicht – und landete auch deshalb in der Manie. Leider erkannte mein Therapeut dies trotz wöchentlicher Behandlung nicht. Und auch nach dem Klinikaufenthalt, bei dem die Bipolar-I-Störung endgültig diagnostiziert worden war, schrieb er mein Verhalten eher einer Traumafolgestörung und Persönlichkeitsakzentuierungen zu.

Trotzdem blieb ich bei ihm. Vor allem wegen der Angst, niemand anderen zu finden. Wartezeiten auf einen Therapieplatz betrugen damals schon mehrere Monate. Meine beiden Therapien habe ich nur aufgrund von Beziehungen so schnell beginnen können. Trotz Einführung von Notfallsprechstunden bei Therapeuten 2017 hat sich diese Situation bis heute kaum verbessert und wahrscheinlich sogar weiter verschärft durch die Zunahme psychischer Erkrankungen infolge der Coronapandemie. Etwa fünf Monate beträgt heute die Wartezeit zwischen erster Anfrage und Therapiebeginn. Die Versorgungssituation ist weiterhin ungenügend, und das führt dazu, dass Betroffene oft den ersten freien Therapeuten nehmen, egal ob sie sich dort wohlfühlen oder nicht. Wenn sich aber keine positive Beziehung zum Therapeuten bilden lässt, kann das das Therapieergebnis negativ beeinflussen. Manchmal werden Therapien dann sogar abgebrochen, und die Krankenkassen legen das unter Umständen negativ aus. Dabei gibt es – genauso wie es schlechte Ärzte gibt – einfach auch schlechte Psychotherapeuten. Auch wenn das überraschend selten öffentlich thematisiert wird.

Was mir aus dieser Therapie besonders positiv in Erinnerung geblieben ist, ist eine Verankerung von Ressourcen, also ein Bewusstmachen der eigenen Stärken und Fähigkeiten, um auf diese auch in schwierigen Situationen zugreifen zu können. Mein Therapeut verwendete dazu eine Technik, die vor allem in der Traumatherapie genutzt wird, nämlich Eye Movement Desensitization and Reprocessing oder kurz EMDR. Dabei werden meistens traumatische Erlebnisse bearbeitet. Während der Klient davon berichtet, folgt er gleichzeitig horizontalen Fingerbewegungen des Therapeuten von links nach rechts. Dadurch soll es möglich werden, Gedächtnisstrukturen neu zu organisieren, traumatische Erfahrungen dem Bewusstsein zugänglich zu machen und diese letztlich zu überwinden. Inzwischen wird dieser Wirkmechanismus angezweifelt. EMDR hat sich trotzdem in vielen Studien als hilfreich erwiesen. Mein Therapeut hat sie bei mir auch angewendet, um positive Erinnerungen mit Bildern, Gefühlen und Körpergesten zu verbinden.

Das klingt jetzt ziemlich abgehoben, und das ist es irgendwie auch. Konkret lief es so ab, dass ich von drei für mich sehr positiven Erinnerungen erzählt habe: von der Rede, die ich nach meinem Abitur bei der Abschlussfeier gemeinsam mit einem guten Freund gehalten habe, vom Sternenhimmel über Australien und von meiner Hochzeit. Ich sollte mich noch einmal an meine damaligen Gefühle – Stärke, Freiheit und Liebe – erinnern und diese mit einem Symbol und einer Körperbewegung verbinden.

Also zum Beispiel Stärke, Stein, Faust machen. Die Idee dahinter ist, dass ich durch diese Körperbewegung in schwierigen und belastenden Situationen diese positiven Gefühle in mir hervorrufen kann. Und das funktioniert tatsächlich ganz gut. Wenn ich zum mich zum Beispiel vor einem schwierigen Patientengespräch sehr unsicher fühle, mache ich in meiner Kitteltasche eine Faust und rufe mir dadurch die Erinnerung an diesen positiven Moment damals in der Aula des Gymnasiums zurück, in dem ich mich stark und mit mir im Einklang gefühlt habe.

Genauso wichtig ist für mich der Innere Sichere Ort, ein Ort in meiner Vorstellung, den ich mithilfe einer Anleitung in mir entwickelt habe und an den ich mich innerlich zurückziehen kann, wenn ich mich in irgendeiner Weise bedroht fühle. Diese Technik habe ich auch in meiner eigenen traumatherapeutischen Ausbildung erlernt und vermittle sie als Therapeutin ebenfalls oft. Ziel ist es, selbst einen Inneren Sicheren Ort zu entwickeln, an dem man sich wohl- und geborgen fühlt, an dem einfach alles stimmt, der Geruch, die Temperatur, die Geräusche und, wenn man möchte, die Lebewesen, die dabei sind. Es kann also zum Beispiel eine Hütte in den Alpen sein, mit Kaminfeuer, einem Bernhardiner und Schafen, oder ein Korallenriff in der Südsee mit Fischen, Seesternen und Muscheln. Der Fantasie sind keine Grenzen gesetzt. Der Ort kann auch im All sein, völlig egal. Wichtig ist aber, dass er sicher ist, also vor Zugriffen von außen geschützt. Es ist immer wieder beeindruckend, was für eine starke beruhigende Wirkung er entfaltet, besonders bei Patienten, die Traumaerfahrung haben.

Mithilfe der EMDR-Technik konnte ich meinen bereits bestehenden sicheren Ort verankern und leichter darauf zurückgreifen.

Menschen, die noch nie bei einem Therapeuten waren, stellen sich oft vor, dass es einzelne Gespräche sind, die die große Erleuchtung bringen, durch die man dann alles versteht und geheilt ist. So ist es meiner Erfahrung nach aber nicht. Veränderungen geschehen eher langsam, dadurch dass eigene Ansichten und Verhaltensweisen infrage gestellt werden. Durch die Therapie werden Veränderungsprozesse angestoßen. Neue Verhaltensweisen werden angeregt, die erst eingeübt werden müssen. Nur weil ich verstanden habe, dass mein Verhalten oft nicht hilfreich ist, ist es ja nicht weg. Ich musste bewusst Dinge anders angehen, um Veränderungen zu erreichen. Interessant ist, dass auch Psychotherapie – wie inzwischen nachgewiesen werden konnte – neuronale Verbindungen verändern kann. Es gibt dazu das schöne Bild, dass in unserem Gehirn als Kind erlernte und x-fach wiederholte Verhaltensweisen wie nervale Autobahnen sind, die wir ganz automatisch nutzen. Wenn wir unser Verhalten verändern, bilden sich hingegen erst mal Trampelpfade, die dann durch Wiederholung breiter werden. Auch meine jahrzehntelangen Überzeugungen, wie zum Beispiel »Leistung ist das Wichtigste«, verschwanden nicht von einer Sekunde zur nächsten, sondern treten auch heute manchmal noch auf. Und dann ist es meine Aufgabe, das zu erkennen und zu überprüfen, ob diese Überzeugung gerade hilfreich und angemessen ist. Und wenn sie es wie eigentlich immer nicht ist, muss ich mir erarbeiten, welche Annahme gerade passender ist.

Die Therapien haben mir auf jeden Fall geholfen, liebevoller mit mir selbst umzugehen und eigene Stolpersteine besser zu erkennen. Es gelingt mir mittlerweile gut, mein Verhalten von außen zu betrachten, anstatt mich in meinen Gefühlen zu verfangen und Dinge zu tun, die ich später bereue. Trotzdem habe ich bisher keine weitere Psychotherapie gemacht. Ich finde es auch nicht hilfreich, über Jahre in Dauertherapie zu sein. Dies kann zu Abhängigkeiten führen, wenn der Therapeut zum einzigen sozialen Kontakt wird. Außerdem wird dadurch die Wartezeit für Neueinsteiger weiter verlängert.

Zwei speziell für die Bipolare Störung entwickelte Therapieverfahren werden in Deutschland leider nur wenig angeboten. Die Interpersonelle und Soziale Rhythmustherapie (IPSRT) verbindet die in der Behandlung der Depression sehr erfolgreiche IPT, die den Fokus auf die Bewältigung zwischenmenschlicher Schwierigkeiten legt, mit der Entwicklung eines strukturierten stabilen Tagesablaufs. Dadurch soll eine Stabilisierung von Stimmung und Aktivität erreicht werden. Die Themen Umgang mit Trauer, Konflikte in Beziehungen, Rollenwechsel, also beispielsweise vom Arbeitnehmer zum Rentner, sowie Defizite in der Gestaltung zwischenmenschlicher Beziehungen stehen im Zentrum der Therapie. Gleichzeitig geht es darum, wichtige Aktivitäten im Tagesablauf, wie zum Beispiel das Aufstehen, die Mahlzeiten, den Kontakt mit Sonnenlicht und anderen Menschen sowie die Schlafenszeiten, zu regulieren, um so einen stabilen sozialen Rhythmus zu etablieren. Dieser wirkt sich nämlich positiv auf biologische oder circadiane Rhythmen aus, die bei bipolaren Menschen oft gestört sind. Das zeigt sich sehr deutlich im reduzierten Schlafbedürfnis in der Manie oder am frühmorgendlichen Erwachen in der Depression. Aber auch der Zeitpunkt der Ausschüttung von Hormonen wie Cortisol verändert sich. Diese Verschiebungen in biologischen Rhythmen werden mit der Entstehung von akuten Krankheitsphasen in Verbindung gebracht. Sie lassen sich durch unseren sozialen Rhythmus beeinflussen, wodurch die psychische Stabilität unterstützt werden kann.

Die zweite speziell für Bipolare Störungen entwickelte Psychotherapie ist die Integrated Family and Individual Therapy for Bipolar Disorder (IFIT). Basis ist eine ausführliche Psychoedukation für Patienten und ihre Familienmitglieder, in der Wissen über die Erkrankung, Frühwarnzeichen und die Behandlung vermittelt wird. Dies wird kombiniert mit einem Kommunikations- und einem Fertigkeitentraining, das auf die Lösung von Problemen abzielt, die wegen der Bipolaren Störung in Familie und Beziehungen bestehen. Ziel ist es, Stressoren, die in der Vergangenheit die Entstehung von akuten Episoden getriggert haben, zu identifizieren und zu reduzieren und gleichzeitig Verhaltensweisen zu stärken, die bei der Bewältigung der bipolaren Symptome helfen.

Leider werden beide Verfahren kaum in Deutschland angeboten, obwohl laut Studien Behandlungserfolge erzielt werden konnten. Dabei zeigen beide Therapieformen interessante Ansätze, und Elemente daraus werden zum Beispiel in der Verhaltenstherapie genutzt oder finden in Apps zur Selbstbeobachtung in reduzierter Form Verwendung. Gerade das Soziale Rhythmustraining ist dafür gut geeignet.

Darüber hinaus wurde 2015 ein Therapiemanual zur achtsamkeitsbasierten Kognitiven Therapie bei Bipolaren Störungen veröffentlicht, das Elemente aus der Kognitiven Therapie mit Achtsamkeitsübungen verbindet. Ziele sind unter anderem die Entwicklung einer annehmenden und wertschätzenden Grundhaltung, eine bessere Akzeptanz der eigenen Verwundbarkeit und ein fürsorglicherer Umgang mit sich selbst. Das Therapiemanual umfasst zwölf Gruppensitzungen und begleitend 14-tägig Einzelsitzungen. Dabei steht nicht die Behandlung akuter Episoden im Mittelpunkt, sondern die Rückfallprophylaxe.

Psychiatrische Begleitung

Es ist nicht leicht, einen guten Psychiater zu finden. Ein Psychiater hat Medizin studiert und eine fünfjährige Weiterbildung zum Facharzt für Psychiatrie und Psychotherapie absolviert. Vor allem in ländlichen Gebieten herrscht ein großer Mangel, aber auch in Ballungsräumen bestehen oft wochenlange Wartezeiten. Die Psychiater wissen um diese Situation und knallen ihren Terminkalender voll, um möglichst viele Patienten unterzubringen. Die angespannte Lage wird dadurch verschärft, dass Psychiater im Vergleich zu anderen niedergelassenen Ärzten eher schlecht verdienen. Und dass es oft hohe Regressforderungen der Krankenkassen gibt, was die medikamentösen Verordnungen angeht. Regressforderungen bedeuten, dass die Krankenkassen einklagen, dass statt der verordneten Medikamente auch günstigere Alternativen hätten verschrieben werden können. Vor allem die Übernahme von Kosten für neue Medikamente, die noch unter Patentschutz stehen, wird oft abgelehnt. So betragen beispielsweise die monatlichen Kosten mit dem noch bis 2023 patentgeschützten Antipsychotikum Lurasidon etwa 230 Euro, während günstige, ältere Präparate schon für weniger als 10 Euro pro Monat zur Verfügung stehen. Wenn die Krankenkassen diese Klage gewinnen, haftet der Arzt mit seinem Vermögen und muss die Differenz bezahlen. Das heißt also im Umkehrschluss, dass die

Kassen darüber entscheiden, was der Experte verschreiben darf. Auch wenn Kollegen aller Fachrichtungen dagegen Protest laufen, hat sich dies in den letzten Jahren immer weiter verschärft. Das führt dazu, dass die Niederlassung als Kassenarzt immer weniger attraktiv wird. Dabei ist ein guter Psychiater so wichtig.

Auch ich habe meine Zeit gebraucht, bis ich einen solchen gefunden habe. Als wir 2012 von Meckenheim nach Düren gezogen sind, brauchte ich einen neuen Psychiater. Das war heikel, weil ich jetzt im selben Ort lebte und arbeitete, also das Risiko groß war, im Warteraum eigene Patienten zu treffen. Und damals war das für mich noch eine sehr schwierige Vorstellung. Deshalb vereinbarte ich einen ersten Termin bei einem Psychiater in einer weiter entfernten Stadt. Ihn fand ich aber sehr unsympathisch, und der von ihm vorgeschlagene Medikamentenwechsel schadete mir eher, als dass er half. Ich hörte mich also unter meinen Kollegen um. Und ein Name fiel immer wieder, allerdings von einem Psychiater in Düren. Während ich noch am Überlegen war, ob ich mich das trauen sollte, entschied der Zufall für mich. Denn dieser Psychiater kontaktierte mich wegen eines gemeinsamen Patienten. Am Telefon klang er sympathisch und aufgeweckt. Ich hatte das Gefühl, dass ich mit ihm arbeiten konnte. Und so fragte ich am Ende des Gesprächs mit klopfendem Herzen und Angst vor einem Nein, ob er mich als Patientin aufnehmen würde. Doch er stimmte zu und wurde für fast zehn Jahre mein Arzt.

Es war Liebe auf den ersten Blick. Er hatte früher selbst an meiner Klinik gearbeitet und konnte viele Probleme deshalb aus eigener Erfahrung nachvollziehen. Auch wenn ich ihn meist nur einmal pro Quartal, also einmal alle drei Monate, traf, wusste ich, dass er im Notfall immer einen Termin für mich hatte. Er nahm mich als Patientin und Kollegin ernst, traf Entscheidungen zum Beispiel über Medikamente und Dosisveränderungen mit mir zusammen, übernahm aber auch klar die Führung, wenn es nötig war. Er war kompetent, menschlich und witzig. Es gab auch gemeinsame Termine mit meinem Mann, um ihn mit einzubeziehen und Notfallbehandlungspläne festzulegen. Manchmal geschah in den zehn- bis fünfzehnminütigen Terminen mehr als in so mancher Psychotherapiesitzung. Er hat viel mehr getan, als nur Medikamente zu verordnen.

Unsere Termine begannen stets mit einem festen Händedruck. »Hallo, Frau Kollegin«, sagte er immer zur Begrüßung. Oft erkannte er dabei schon, wie es mir gerade ging. Ich nahm ihm gegenüber an seinem Schreibtisch Platz und erzählte, wie es mir in den letzten Wochen ergangen war und was mich gerade beschäftigte. Wir reflektierten, wie meine Stimmung gewesen war, ob ich schlafen konnte und wie mein Energielevel war. Oft ging es um die Arbeit, und da er meinen Arbeitgeber aus eigener Erfahrung kannte, konnte ich seine Vorschläge besser annehmen. Er ermutigte mich, Grenzen zu setzen und für mich einzustehen.

Als er mir sagte, dass er seine Kassenzulassung abgeben würde, weil er unter diesen engen Bedingungen nicht weitermachen wollte, war ich dementsprechend geschockt. Einen neuen Psychiater zu suchen, kam für mich nicht infrage. Auch hier hatte ich wieder Glück, dass ich es mir leisten konnte, als Selbstzahlerin bei meinem Psychiater zu bleiben.

Ich weiß, dass viele andere diese Möglichkeit nicht haben. Viele Betroffene berichten oft sehr negativ von ihren

Erfahrungen mit niedergelassenen Psychiatern, die sich keine Zeit nehmen, gehetzt und uninteressiert oder überheblich wirken und nicht auf die Bedürfnisse ihrer Patienten eingehen. Die keine gemeinsamen Entscheidungen treffen, sondern Medikamentenveränderungen einfach diktatorisch festlegen, ohne die Erfahrungen der Patienten ernst zu nehmen. Eine alternative Möglichkeit bieten die Bipolar-Ambulanzen, die einige Universitätskliniken eingerichtet haben. Dort führen zwar oft Ärzte in Weiterbildung die Behandlungen durch, allerdings haben sie immer einen Facharzt im Rücken. Auch hausärztliche Kollegen übernehmen vor allem in ländlichen Gebieten die psychiatrische Versorgung mit und springen ein, wenn der nächste Termin beim Facharzt erst in Wochen frei ist. Dabei ist die Psychiatrie in Deutschland kein verpflichtender Bestandteil der Facharztausbildung, und die Hausärzte müssen sich ihr psychiatrisches Wissen selbst aneignen. In Island, wo ich mittlerweile lebe, sieht das anders aus, hier müssen die angehenden Hausärzte zwei Monate in der Psychiatrie absolvieren. Trotzdem kann ein vom Hausarzt ausgestelltes Rezept über ein Schlafmittel manchmal Schlimmeres verhindern. Ich glaube, das Wichtigste ist, zu einem Arzt eine vertrauensvolle, von gegenseitigem Respekt geprägte Beziehung aufzubauen, die im Idealfall auch bei einer beginnenden manischen Symptomatik noch tragfähig ist. Obwohl es für mich nie notwendig wurde, bin ich der Überzeugung, dass ich mich hätte stationär aufnehmen lassen, wenn es mein Psychiater und mein Mann mir geraten hätten.

Bei akuter Suizidalität oder stark ausgeprägter manischer Symptomatik kann vorübergehend eine Aufnahme auf einer geschützten Station (die Station ist also geschlossen) nötig sein.

Das bedeutet, dass der Ausgang und Besuchsmöglichkeiten reglementiert sind. Es bedeutet aber nicht, dass Betroffene in kleinen Zimmern eingeschlossen und sich selbst überlassen sind. Auch auf geschützten Stationen werden neben der medikamentösen Behandlung Ergotherapie und Sport angeboten und auch vom Pflegepersonal begleitete Ausgänge.

Sind die Krankheitssymptome weniger stark ausgeprägt, kann eine Aufnahme auf eine offene Station erfolgen. Das Therapieangebot ist hier größer, es wird um Musik- oder Kunsttherapie und Psychotherapie erweitert, und die meisten Patienten können ihren Ausgang frei nutzen. Gegen Ende der Behandlung werden dann auch Probeübernachtungen zu Hause gemacht, um zu überprüfen, wie belastbar die Patienten sind.

Auch die tagesklinische Behandlung kann eine Möglichkeit darstellen. In diesem Fall sind die Patienten tagsüber in der Klinik und verbringen den Abend und die Wochenenden in ihrer gewohnten Umgebung. Diese Behandlungsform bietet sich an, wenn nach einer stationären Maßnahme immer noch Restsymptome vorliegen und eine weitere Behandlung notwendig ist. Patienten können aber auch direkt in Tageskliniken aufgenommen werden, wenn eine stationäre Behandlung dadurch vermieden werden kann. Allerdings sind Vorgespräche und längere Wartezeiten oft die Regel.

Seit 2013 zeichnet die DGBS Kliniken, die sich besonders um die Behandlung von Menschen mit Bipolarer Störung bemühen, mit einem Gütesiegel aus. Voraussetzung für das Erhalten der Auszeichnung sind unter anderem eine leitliniengerechte Behandlung, die regelmäßige Fortbildung des ärztlichen und pflegerischen Personals und eine gute Vernetzung zu den Selbsthilfegruppen vor Ort.

Selbsthilfe

Der Grundgedanke von Selbsthilfegruppen ist, dass sich Menschen mit einem gemeinsamen Anliegen oder einem gemeinsamen Problem zusammenschließen, mit dem Ziel, etwas dagegen zu tun. Bei den selbst organisierten Treffen stehen die gegenseitige Motivation und Unterstützung im Vordergrund. Die ersten Selbsthilfegruppen wurden bereits in der zweiten Hälfte des 19. Jahrhunderts in Deutschland gegründet, zuallererst das Blaue Kreuz im Suchtbereich. Seit den 1960er-Jahren etablierten sich zunehmend Selbsthilfegruppen für Menschen mit psychischen Erkrankungen, die zum Teil überregional in Arbeitsgemeinschaften organisiert sind. Die Deutsche Gesellschaft für Bipolare Störungen (DGBS) unterstützt Selbsthilfegruppen für bipolare Erkrankungen und betreibt das Bipolar-Forum, in dem sich Betroffene, Angehörige und Interessierte anonym austauschen können. Es gibt eine ehrenamtliche Mailberatung für Angehörige, Betroffene und Profis sowie eine Telefonberatung. Auf jeder Jahrestagung findet auch ein Selbsthilfetag statt, und die Gründung neuer Selbsthilfegruppen wird durch den »Lernort Selbsthilfe« unterstützt. Außerdem werden Seminare und Zoom-Gruppen für Angehörige angeboten.

Selbsthilfe sollte nicht unterschätzt werden: Sie schafft einen geschützten Raum, der vertraulichen Austausch ermöglicht. Man kann sich zur eigenen Problematik bekennen, ohne Ausgrenzung oder Abwertung befürchten zu müssen. Selbsthilfegruppen sind inzwischen in Deutschland ein anerkannter Bestandteil der gesundheitlichen Versorgung und werden unter anderem durch die Krankenkassen mitfinanziert. Auch für die von mir mitgegründeten Selbst Betroffenen Profis, die sich an Menschen richten, die im Gesundheitswesen tätig und bipolar betroffen sind, ist die Selbsthilfe ein zentraler Bestandteil. Es gibt eine Mail- und Telefonberatung, Zoom-Gruppen sowie regionale Treffen zum persönlichen Austausch.

Wie wichtig diese Angebote sind, zeigt sich an den Reaktionen der Kollegen, die sich an uns wenden: Die Erkenntnis, dass es noch andere gibt, denen es genauso geht, und die positive Resonanz auf die eigene Selbstoffenbarung sind ganz wesentliche Faktoren. Der regelmäßige Austausch über Schwierigkeiten im Berufs-, aber auch im Privatleben trägt bei vielen erheblich zur Stabilisierung bei. Die Spezialisierung auf im Gesundheitswesen tätige Menschen ermöglicht einen Austausch darüber, wie die eigene Erkrankung die Arbeit mit Patienten oder Klienten beeinflusst. Dies können die normalen Selbsthilfeangebote für Menschen mit Bipolarer Störung natürlich nicht leisten. Auch wird die Möglichkeit verringert, dass man auf eigene Patienten trifft, was sehr schambehaftet und schwierig sein könnte.

Selbsthilfe bietet die Möglichkeit, eigenverantwortlich etwas zur eigenen Stabilität beizutragen, aktiv zu werden, anstatt nur in der Krankenrolle zu verharren. Über Online-Selbsthilfe werden auch jüngere Betroffene angesprochen, die sich in klassischen Selbsthilfegruppen vielleicht eher nicht wiederfinden.

Selbstbeobachtung

Die Selbstbeobachtung und Wahrnehmung von Stimmungsschwankungen spielen bei der Bipolaren Störung eine wichtige Rolle. Ich muss selbst mitbekommen, wie es mir geht, dann kann ich gegebenenfalls aktiv werden und Maßnahmen ergreifen, um das Abgleiten in eine manische oder depressive Phase zu verhindern. Folgende Fragen stelle ich mir täglich: Wie ist meine Stimmung heute? Habe ich ausreichend geschlafen? War der Schlaf erholsam? Wie ist mein Gedankenfluss? Rasen meine Gedanken, oder ist mein Kopf leer? Wie reagiert mein Umfeld auf mich? Können die Kollegen mir folgen? Oder rede ich zu schnell und sprunghaft, sodass niemand mehr mitkommt? Wie fahre ich heute Fahrrad? Trete ich wie besessen in die Pedale, rege ich mich ständig über andere Verkehrsteilnehmer auf und fluche vor mich hin? Oder fahre ich gemütlich, nehme meine Umgebung achtsam wahr und bin mit mir im Reinen? Wie läuft das Training im Fitnessstudio: Drehe ich aggressive Musik auf und pushe mich zu immer höheren Gewichten? Oder kürze ich die Zeit auf dem Laufband, dehne die Intervalle zwischen den Übungen und beende mein Training früher? Oder, noch schlimmer, gehe ich gar nicht ins Fitnessstudio, sondern will nur noch nach Hause und mich vor den Fernseher hauen? Vermeide ich den Kontakt mit anderen und antworte noch nicht mal mehr auf WhatsApp-Nachrichten? Dann ist höchste Vorsicht angesagt.

Die Beobachtung meines Verhaltens verrät mir, wie es mir gerade geht. Ob alles in Ordnung ist oder ob ich mich in Gefahr befinde, in Manie oder Depression abzugleiten. Die Selbstbeobachtung kann durch die Verwendung von Apps vereinfacht werden. Sie ermöglichen es, Stimmung, Schlafdauer und Aktivität einfach zu protokollieren, und bereiten diese Parameter grafisch auf, sodass Zusammenhänge optisch deutlich werden. Gern genutzt wird beispielsweise Daylio, in der ein Stimmungstagebuch mit Gesundheit und Achtsamkeit in Bezug gesetzt wird; eMoods (leider bisher nur auf Englisch) verknüpft Stimmung, Symptome und die Einnahme von Medikamenten; und UP! ist noch komplexer und erfasst automatisch körperliche Aktivität, Schlafgewohnheiten und soziale Aktivitäten und kann so Veränderungen im Verhalten frühzeitig erkennen.

Kostenpflichtige Gesundheits-Apps, die vom Arzt verordnet werden können, gehen noch einen Schritt weiter: Über einen Aktometer, also eine Art Fitnesstracker, werden Schlaf und Aktivität direkt gemessen und mit den übrigen eingegebenen Daten zu Medikamenteneinnahme, Lebensereignissen und Stimmung mittels künstlicher Intelligenz in Beziehung gesetzt. Diese künstliche Intelligenz erkennt so Abweichungen von Gewohnheiten und kann frühzeitig beginnende Manien oder Depressionen vorhersagen und den Betroffenen warnen.

Aber auch für Fans des Analogen gibt es klassische Selbstbeobachtungsverfahren mit Papier und Stift, die sogenannten Life Charts. Ebenso wie bei den Apps werden täglich Stimmung, Aktivitätsniveau, Medikamenteneinnahme, Alkohol- oder Drogenkonsum, aber auch die Zeit der Periode erfasst. Dadurch lassen sich Zusammenhänge zwischen den Parametern verdeutlichen, und der Betroffene kann Gegenmaßnahmen einleiten, wenn er zum Beispiel realisiert, dass er immer mehr schläft, weniger aktiv ist und seine Stimmung zunehmend depressiver wird.

Für mich kann ich sagen, dass durch diese Selbstbeobachtung meine Erkrankung beherrschbarer geworden ist. Ich bekomme früher mit, wenn etwas nicht in Ordnung ist, anstatt ungebremst in Phasen zu schlittern. Und auch bei meinen Patienten sehe ich, dass ihnen die Verwendung von Apps hilft. Die KI bietet diesbezüglich ein enormes Potenzial. Wer weiß, vielleicht erleben wir bald, dass auch genau berechnet werden kann, welches Medikament in welcher Dosis eingesetzt werden muss, um eine drohende Depression oder Manie zu vermeiden. Eine möglichst individualisierte Therapie wäre auf jeden Fall ein Fortschritt!

Vorsorge

Ich habe eine chronische Erkrankung, die in Phasen verläuft. Mit jeder neuen Krankheitsphase wird das Auftreten weiterer Episoden wahrscheinlicher. Deshalb ist es mein erklärtes Ziel, trotz bipolarer Veranlagung stabil zu bleiben und Vorsorge gegenüber weiteren Krankheitsphasen zu betreiben. Eine wichtige Rolle spielt dabei mein Krisenplan.

Ein Krisenplan besteht meist aus zwei Teilen: zum einen aus einer Auflistung von Frühwarnzeichen, die den möglichen Beginn einer depressiven oder (hypo-)manischen Phase anzeigen, und zum anderen aus Gegenmaßnahmen, die ergriffen werden können, um die Symptome zu verhindern. Dabei handelt es sich um einen Stufenplan: Wenn die Gegenmaßnahmen auf der entsprechenden Stufe nicht ausreichend sind, kommt die nächste Stufe dran. Mein Krisenplan kommt immer dann zum Einsatz, wenn sich für mich typische Frühwarnzeichen zeigen, wie zum Beispiel eine zunehmende Isolation bei beginnender Depression oder eine erhöhte Reizbarkeit bei einer Manie.

Die erste Stufe des Krisenplans umfasst Dinge, die ich selbst tun kann, um einer weiteren Verschlechterung meiner Symptome entgegenzuwirken: wie zum Beispiel spazieren gehen oder meine Lieblingsfilme schauen, wenn sich eine depressive Phase ankündigt; und bei manischen Frühwarnzeichen, dass ich mich bewusst zurückziehe und viel schlafe, auch mithilfe von Schlaftabletten, oder aber eine Steigerung meiner Medikamentendosis. Welche Gegenmaßnahmen das genau sind, ist natürlich individuell verschieden – die Liste sieht also bei jedem Menschen etwas anders aus.

Auf der zweiten Stufe steht das Miteinbeziehen lieber Menschen: Wer kann mir helfen, in der Depression aktiv zu bleiben? Wer kann mich motivieren? Wem kann ich mich auch depressiv zumuten? Auf wen höre ich, wenn ich in einer beginnenden Manie bin?

In meinem Leben übernimmt sehr oft Florian diese Aufgaben. Idealerweise sollten es aber mehrere Ansprechpartner sein, die helfen können, das Abgleiten in manische oder depressive Phasen zu verhindern.

Falls das auch nicht ausreicht, steht auf der nächsten Stufe die Kontaktaufnahme zu professionellen Ansprechpartnern, also zum Hausarzt oder gleich zum Psychiater oder Psychotherapeuten.

Auf der allerletzten Stufe steht die Einweisung in eine psychiatrische Klinik. Es beruhigt mich sehr zu wissen, dass mein Doktorvater mir zugesagt hat, dass er mich in Notfällen immer aufnehmen werde. Bisher war das aber nicht mehr nötig, da es mir gelungen ist, durch die Maßnahmen des Krisenplans stabil zu bleiben. Auch wenn immer mal wieder Stimmungsschwankungen auftraten, konnte ich das Abgleiten in Phasen verhindern. Dafür bin ich sehr dankbar, und deshalb ist es mir so wichtig, dass alle meine Patienten einen Krisenplan in der Hand haben, bevor sie die Klinik verlassen.

In den Niederlanden ist man inzwischen schon einen Schritt weiter: In sogenannten Odysseus-Verfügungen können Menschen mit psychischen Erkrankungen rechtsverbindlich festlegen, bei welchen Symptomen sie in eine Klinik eingewiesen werden möchten. Der Name geht auf die Geschichte von Odysseus in der griechischen Mythologie zurück, der vom Gesang der Sirenen betört und in den Tod gelockt werden soll. Der griechische Held lässt sich am Bootsmast festbinden und befiehlt seinen Männern, ihre Ohren mit Wachs zu verschließen, um dem Sirenengesang zu widerstehen. Er weist sie klar an, ihn nicht loszubinden, auch wenn er sie im betörten Zustand dazu aufruft. Genauso soll die Odysseus-Verfügung gerade auch dann gelten, wenn der Verfasser sie im akuten Krankheitsfall widerruft, was aufgrund der fehlenden Krankheitseinsicht in der Manie durchaus geschehen kann.

Außerdem können Betroffene angeben, von welchen Ärzten und mit welchen Medikamenten sie behandelt werden möchten. Ziel ist es, schwere Krankheitsphasen und daraus resultierende Folgeschäden zu verhindern. Eine solche Möglichkeit gibt es in Deutschland bisher nicht, eine Unterbringung gegen den Willen einer erkrankten Person ist nur bei akuter Eigen- oder Fremdgefährdung möglich. Die Freiheit des Betroffenen wird höher gewertet als der drohende finanzielle Ruin oder der Verlust wichtiger zwischenmenschlicher Beziehungen. Die Diskussion, ob dies geändert werden sollte, wird erbittert geführt. Aus meiner eigenen Erfahrung kann ich nur sagen, dass ich nie so unfrei war wie in meinen schweren depressiven oder manischen Erkrankungsphasen. Es war nicht meine freie Wahl, nicht zu essen oder nicht zu duschen oder permanent an Selbstmord zu denken. Und es war auch nicht meine freie

Wahl, nicht mehr zu schlafen, mich und andere durch wilde Autofahrten in Gefahr zu bringen oder 30.000 Euro zu verschleudern. Ich war gefangen in meiner Erkrankung. Und ich versuche alles, um dies nicht mehr zu erleben.

In Deutschland gibt es inzwischen an vielen Kliniken die Möglichkeit, Behandlungsvereinbarungen abzuschließen. Diese werden am Ende eines Klinikaufenthaltes zwischen Patienten und Behandlern geschlossen und kommen dann zum Einsatz, wenn eine erneute stationäre Aufnahme erfolgt. Es kann zum Beispiel festgelegt werden, mit welchen Medikamenten man gern und mit welchen man nicht behandelt werden möchte. Es können Vertrauenspflegekräfte benannt und auch festgelegt werden, auf welche Station man gern möchte und wer die ärztlichen Behandler sein sollen. Ebenso kann man die Schweigepflicht gegenüber Menschen im persönlichen Umfeld aufheben. Zum Teil sind diese Vereinbarungen so detailliert, dass sogar angegeben wird, wer die EC- und Kreditkarten im Falle eines erneuten Aufenthaltes erhalten soll. Die Behandlungsvereinbarungen sind insbesondere für Menschen sinnvoll, die wiederholt in psychiatrischen Kliniken aufgenommen worden sind. Allerdings treten sie wie gesagt nur in Kraft, wenn eine Aufnahme schon erfolgt ist. Das Problem ist aber gerade bei der Bipolaren Störung, dass in der Manie die fehlende Krankheitseinsicht ein Hauptsymptom ist und Betroffene nicht freiwillig in eine Klinik gehen.

Für Betroffene mit einem schwierigen Behandlungs- und Krankheitsverlauf kann die Einrichtung einer gesetzlichen Betreuung eine Möglichkeit sein. Dies bedeutet, dass für Menschen, die aufgrund einer psychischen oder körperlichen Erkrankung oder Behinderung nicht in der Lage sind, ihre Angelegenheiten selbst zu regeln, ein gerichtlich bestellter Betreuer diese Aufgaben übernimmt. Betreuer sind dem Vormundschaftsgericht gegenüber Rechenschaft schuldig und müssen den Willen des Betreuten immer mitberücksichtigen. Die gesetzliche Betreuung gliedert sich in verschiedene Aufgabenkreise, wie zum Beispiel Gesundheitsfürsorge, Aufenthaltsbestimmungsrecht und geschlossene Unterbringung, Vertretung gegenüber Ämtern und Behörden, Wohnungsangelegenheiten und Postkontrolle. Oft ist es so, dass nicht für alle, sondern nur für einzelne Bereiche eine Betreuung besteht. Wenn ein Betroffener also immer wieder wegen manischer Episoden in die Klinik eingewiesen wird und sich dadurch selbst finanziellen und beruflichen Schaden zufügt, kann es sinnvoll sein, eine Betreuung einzurichten. Im Falle einer erneuten Manie kann der Betreuer dann mit Zustimmung des Gerichtes eine stationäre Aufnahme und Behandlung erwirken (Gesundheitsfürsorge, Aufenthaltsbestimmungsrecht) und vorübergehend den Zugriff auf die Konten einschränken (Vermögensfürsorge). Die Aufnahme kann im Betreuungsrecht erwirkt werden, wenn der Betroffene sich aufgrund der Erkrankung einen erheblichen Gesundheitsschaden zufügen könnte und eine stationäre Behandlung notwendig ist. Aber natürlich darf eine Betreuung nicht leichtfertig verhängt werden. Die Eingriffe in die persönliche Freiheit sind beträchtlich. Deshalb wird die Notwendigkeit regelmäßig überprüft, und zusätzlich kann der Betreute jederzeit einen Antrag auf Beendigung der Betreuung stellen, ebenso wie der Betreuer eine Aufhebung der Betreuung stellen kann, wenn eine Zusammenarbeit mit dem Erkrankten nicht möglich ist.

Als ich in meiner Manie war, haben Freunde und Kollegen versucht, für mich eine Betreuung zu erwirken. Trotz ihrer psychiatrischen Kompetenz wurde dies abgewiesen, weil keine ausreichende selbst- oder fremdschädigende Symptomatik vorlag. Seitdem bleibt bei mir die Angst: Was tun, wenn ich wieder krank werde? Ich habe eine Vorsorgevollmacht aufgesetzt, in der ich im Krankheitsfall auf viele meiner Rechte ausdrücklich verzichte. Ich habe dargelegt, dass ich im Falle einer erneuten Manie auch gegen meinen Willen stationär aufgenommen werden möchte. Wahrscheinlich würde dies aber vor Gericht nicht standhalten, weil es solche Vorausverfügungen in Deutschland bisher nicht gibt. Also habe ich versucht, alles mit meinem Psychiater vorzubesprechen. Ich hoffe, dass ich diese Vorkehrungen nicht brauchen werde. Aber es ist gut zu wissen, dass ich so gut wie möglich auf den Ernstfall vorbereitet bin.

Lifestyle Changes

Ich möchte nicht mehr krank werden. Ich möchte keine schweren Depressionen und keine Manien mehr erleben. Und damit das nicht mehr passiert, muss ich eine ganze Menge dafür tun. Die wichtigste Maxime für die Bipolare Störung ist die Vermeidung von Stress. Stress ist dabei alles, was die Regelmäßigkeit meines Tagesablaufs stört.

Auf den Beruf bezogen heißt das erst mal: keine Nachtdienste, da diese den Tagesablauf sehr stark durcheinanderwürfeln. Nachtdienste stellen einen erheblichen Stressfaktor dar, und Menschen mit Depressionen und Bipolarer Störung wird deshalb generell von Nachtarbeit abgeraten. Was einfach klingt, ist in der Realität ein Problem: Man möchte die Kollegen nicht hängen lassen, und man möchte sich auch nicht als krank outen. Das hält Betroffene davon ab, die Nachtdienste abzulehnen – womit sie ihre Gesundheit gefährden. So ging es mir auch, und als Konsequenz wurde ich wieder krank. Heute mache ich das nicht mehr so. Ich gehe schon in der Bewerbung offen mit meiner Erkrankung um. Wer mich deshalb nicht nimmt, für den möchte ich auch nicht arbeiten. Natürlich habe ich den Vorteil, dass Psychiater weltweit händeringend gesucht werden und ich mir meine Stellen aussuchen kann. Noch vor 15 Jahren hat das ganz anders ausgesehen.

Trotzdem ist es auch heute noch schwierig, wenn mich Kollegen fragen, warum ich keine Dienste mache. Natürlich ist es doof, dass die anderen für mich mitarbeiten müssen. Aber ich weiß auch, dass alle mehr davon haben, wenn ich im Tagdienst meine Arbeit gut mache, als wenn ich mich durch Nachtdienste quäle, wieder krank werde und dann monatelang ausfalle. Vielen Kollegen in Ausbildung fällt es schwerer, für ihre Rechte einzutreten. Ich ermutige sie aber gerade bezüglich der Nachtdienste dazu, um die eigene Stabilität nicht zu gefährden.

Trotzdem arbeite ich weiterhin in einem stressigen Beruf. Aber ein Leben ohne meine Arbeit als Psychiaterin kann ich mir tatsächlich nicht vorstellen. Sogar mit Stundenreduktion tue ich mich weiter schwer. Es war ein echter Schritt für mich, an meiner langjährigen Arbeitsstelle auf neunzig Prozent zu reduzieren und dadurch jeden zweiten Freitag freizuhaben. Zumindest versuche ich heute, Überstunden zu vermeiden und für einen regelmäßigen Ausgleich zu sorgen. Es ist wichtig für mich, meiner Arbeit weniger Raum in meinem Leben zuzugestehen, und das gelingt mir in den letzten Jahren zunehmend besser. Am Arbeitsplatz bin ich fokussiert und konzentriert, aber wenn ich freihabe, habe ich frei. Ganz bewusst habe ich von zu Hause aus keinen Zugriff auf das Klinik-Internet und getrennte Arbeits- und Privathandys, was erschreckenderweise nicht selbstverständlich ist. Es fällt mir zwar immer noch schwer, mich krankzumelden, »nur« weil es mir psychisch nicht gut geht, aber ich habe in den letzten Jahren gelernt, dass kurze Auszeiten verhindern, dass ich schwerer erkranke. Obwohl es manchmal immer noch mein Mann ist, der mir spiegeln muss, dass ich mich ein paar Tage rausnehmen sollte. Aber ich werde besser darin, mir selbst Grenzen zu setzen und für mich einzustehen.

Was fürs Arbeitsleben gilt, gilt auch für mein Privatleben: Ich muss Stress vermeiden und brauche eine Regelmäßigkeit meiner Abläufe. Dadurch bin furchtbar strukturiert geworden und könnte wahrscheinlich sofort als Gouvernante in jedem Internat oder beim Militär anheuern: 5.45 Uhr aufstehen, duschen, Kaffee trinken, *Spiegel Online* lesen, anziehen, schminken, 7.20 Uhr aufs Fahrrad und los zur Arbeit, 8.30 Uhr Frühbesprechung, Stationsvisiten, 12.00 Uhr Mittagspause, 13.00 Uhr Mittagsbesprechung, ambulante Patienten und Schreibkram, 16.00 Uhr Ende, dreimal die Woche Fitnessstudio, 18.00 Uhr Abendessen, 21.15 Uhr ins Bett und noch was lesen, schlafen und so weiter. Ziemlich langweilig. Aber mit dieser Regelmäßigkeit bleibe ich stabil. Selbst am Wochenende und im Urlaub verschiebe ich diesen Zeitplan nur wenig. Länger als bis acht Uhr schlafe ich eigentlich nie, und später als dreiundzwanzig Uhr komme ich auch an freien Tagen nicht nach Hause. Schließlich soll ich meine Medikamente auch immer möglichst zur selben Zeit nehmen, um Schwankungen im Blutspiegel zu vermeiden.

Um gesund zu bleiben, muss ich auf Dinge verzichten. Zum Beispiel sind Reisen in Länder mit großem Zeitunterschied eine echte Gefahr, weil sie den inneren Rhythmus komplett durcheinanderbringen. Deshalb konnte ich nicht zur Hochzeit meiner Schwägerin und meines Schwagers nach Guayana fliegen. Das Risiko Zeitverschiebung und die vielen Reize einer hinduistischen Hochzeit in einem südamerikanischen Land, das war einfach zu gefährlich. Zudem es auch wegen der MS gewisse Risiken gab, zum Beispiel weil für die Reise in das südamerikanische Land verschiedene Impfungen benötigt wurden, die in Verdacht stehen, MS-Schübe zu triggern. Also habe ich dieses Event, diese einwöchige Hochzeitsfeier, verpasst, und ich werde eine solche Gelegenheit wahrscheinlich nie wieder bekommen. Ich kann nicht mitreden, wenn alle begeistert berichten, und fehle auf den Familienfotos. Natürlich macht mich das traurig. Aber es geht nun mal nicht anders.

Also keine durchgefeierten Nächte mehr, keine Fernreisen und natürlich keine Drogen. Das ist aber das kleinste Problem, weil die nicht manische Astrid danach sowieso kein Verlangen hat. Bezüglich Alkohol sind die Meinungen gespalten: Während manche Betroffene komplett darauf verzichten, weil sie die Erfahrung gemacht haben, dass Alkohol die Gefühlsschwankungen noch verstärkt, trinke ich am Wochenende zu einem guten Essen schon mal ein Glas Wein oder bei gutem Wetter einen Aperol Spritz oder einen Gin Tonic. Ich versuche aber, alles in Maßen zu halten. Denn zu viel Alkohol kann zu durchtanzten Nächten und zum Abheben führen. Genauso weiß man, dass regelmäßiger Alkoholkonsum oft mit der Entwicklung von Depressionen einhergeht. Dazu kommt, dass durch das Quetiapin die Wirkung des Alkohols verstärkt wird und ich viel schneller beschwipst bin. Und da Quetiapin und Alkohol beide in der Leber abgebaut werden, ist es auch gesundheitlich nicht gut, der Leber zu viel zuzumuten.

Manchmal denke ich, es war auch Glück, dass ich die Diagnose erst mit 31 bekommen habe. Sonst hätte ich wohl auf so manches Festival ohne Schlaf verzichten müssen.

Heute ist es mir wichtig, für einen guten Ausgleich zum Beruf zu sorgen. Sport muss sein, nicht nur für den Kopf, sondern auch wegen der MS, die ja nicht einfach verschwunden ist, nur weil ich jetzt auch noch bipolar bin. Vor zwei Jahren habe ich mit Bogenschießen begonnen. Eine perfekte Sportart für mich, da sie Konzentration und Präzision erfordert. Da bleibt kein Platz für störende Gedanken, wenn der Pfeil im Gold landen soll. Achtsamkeit ist generell ein wichtiges Thema für mich: die Gedanken zu fokussieren, nur eine Sache zu einem Zeitpunkt zu tun (»one thing at a time«), nicht hundert Dinge gleichzeitig im Kopf zu haben. Das klappt mal besser und mal schlechter, aber zumindest fällt es mir immer mehr auf, wenn ich nicht achtsam bin. Und dann stoppe ich meinen Gedankenfluss und versuche, mich wieder neu zu ordnen.

Aber natürlich kann auch ich Stress nicht immer vermeiden. Und ein bisschen liebe ich es auch, wenn ein Termin nach dem anderen getaktet ist und ich in diesen Flow gerate und um sechzehn Uhr nicht nach Hause will, weil sich die Arztbriefe wie von selbst schreiben. Ich habe gelernt, dass ich dann langsamer machen sollte. Egal ob auf der Arbeit oder auf einer Party: Wenn dieses schöne Gefühl kommt, dass alles gerade funzt, weiß ich, dass es für mich gefährlich wird. Dass ich mich jetzt bremsen muss. Auch wenn ich das eigentlich gar nicht möchte. Aber das Risiko einer neuen Manie ist mir zu groß.

Andere Betroffene gehen damit anders um. Sie möchten auf diese Gefühle nicht verzichten. Auch wenn das heißt, dass sie eine Manie riskieren. Und auch wenn das nicht mein Weg ist, kann ich es verstehen. Dieses Glücksgefühl, dass alles gerade genauso ist, wie es sein soll – es fühlt sich wirklich wunderbar an. Und das abzutöten, weil ich weiß, wohin es führen kann, erscheint in dem Moment oft so falsch, weil ein Teil von mir es auskosten will. Ich erlaube es mir nicht. Die Angst vor einer erneuten Manie überwiegt, und deshalb handle ich vernünftig, auch wenn es mir schwerfällt.

Wir sind Helden: Gekommen um zu bleiben

Weitermachen

Das Symposium auf der DGBS-Tagung in Würzburg war die Geburtsstunde der Selbst Betroffenen Profis. Direkt im Anschluss und noch euphorisiert von den positiven Rückmeldungen auf unseren Vortrag, beschloss ich gemeinsam mit zwei weiteren Ärztinnen und dem damaligen Betroffenenvertreter der DGBS, ein Angebot speziell für Menschen zu schaffen, die im Gesundheitswesen tätig und gleichzeitig von einer Bipolaren Störung betroffen sind. Also nicht nur für Ärzte, sondern auch für Pflegekräfte, Psychotherapeuten, Sozialarbeiter, Studierende und Tätige in allen anderen psychosozialen Arbeitsfeldern. Besonders die Betroffenenvertreter der DGBS unterstützten uns dabei: Wir konnten einen eigenen Bereich auf der Homepage gestalten und erhielten E-Mail-Adressen von der Organisation. Wir begannen ohne viel Vorwissen und mussten uns in vielen Bereichen selbst weiterbilden.

Aus dem Nichts starteten wir eine E-Mail-Beratung für andere selbst betroffene Profis, die aufgrund ihrer bipolaren Erkrankung Schwierigkeiten im Berufsleben hatten, die Angst hatten, ihre Approbation zu verlieren, die für eine Berentung kämpften oder gegen Scham und Versagensgefühle. Immer wieder standen in den Mails Sätze wie: »Ich bin so froh, dass ich euch gefunden habe« oder »Es ist so gut zu wissen, dass ich nicht die Einzige bin«. Es meldeten sich auch Kolleginnen, die bei uns mitarbeiten und sich ebenfalls engagieren wollten, um das Stigma der eigenen Betroffenheit zu reduzieren. Wir leisteten Aufbauarbeit, trafen uns regelmäßig in Videokonferenzen, lange zu viert, später zu sechst, und versuchten, uns innerhalb der DGBS zu etablieren. Es war Learning by Doing, und es ging nicht ohne Konflikte ab. Trotzdem wuchsen wir beständig weiter.

Die Beratungstätigkeit war sehr intensiv, vor allem wenn sich Betroffene in akuten Krisen an uns wendeten. Junge Ärzte, die trotz besserem Wissen Nachtdienste machten, weil sie zu viel Angst hatten, ihre Stelle zu verlieren oder die Kollegen zu sehr zu belasten. Studierende, die wissen wollten, ob sie mit so einer Erkrankung überhaupt Psychotherapeut oder Arzt werden sollten. Selbststigmatisierung war in so vielen Anfragen ein Thema. Bei den älteren Ratsuchenden stand oft die schwindende Leistungsfähigkeit im Fokus. Die Angst, den hohen Anforderungen des Berufs nicht mehr gewachsen zu sein. Da es in den ärztlichen Versorgungswerken keine Erwerbsminderungsrente, sondern nur eine eher selten gewährte Berufsunfähigkeitsrente gibt, ist dies von existenzieller Bedeutung. Auch eine Stundenreduktion kommt oft nicht infrage, weil diese Rente nach dem letzten erzielten Einkommen bemessen wird. Immer häufiger fragten wir uns, ob es sich eine Gesellschaft, in der es 15.000 offene Arztstellen gibt, leisten kann, auf Kollegen zu verzichten, die gern noch mit reduzierten Stunden arbeiten würden, denen aber nichts anderes übrig bleibt, als die BU-Rente zu beantragen, um ihr Überleben zu sichern. Wir versuchten, Mitstreiter zu gewinnen, um das Thema mehr in die Öffentlichkeit zu bringen. Bisher leider ohne ausreichenden Erfolg.

Bei unserer Beratertätigkeit stießen wir auch immer wieder an Grenzen. So konnten wir zum Beispiel keine Rechtsberatung anbieten und auch keinen Therapeuten und keine Krankenhausbehandlung ersetzen. Ebenso durften wir per E-Mail oder Telefon keine Medikamentenberatung machen. Aber wir konnten von unseren eigenen Erfahrungen berichten, davon, wie wir mit der Bipolaren Störung umgingen, und dazu ermutigen, sich Hilfe zu suchen.

Trotzdem: Nur ein Engagement in der Selbsthilfe reichte mir nicht. Natürlich war es super, dass wir durch unsere E-Mail-Beratung Menschen helfen konnten, besser mit ihrer bipolaren Erkrankung umzugehen. Dennoch wurde es zunehmend schwierig für mich, dass mit der eigenen Krankheitserfahrung immer nur Defizite verknüpft wurden. Das frustrierte mich, und so begann ich, über den Tellerrand hinauszuschauen und zu recherchieren, wie die Situation in anderen Ländern war. Besonders eine Organisation in Großbritannien begeisterte mich. Dort gab es schon seit 1996 eine Interessen- und Supportgruppe für Ärzte mit psychischen Erkrankungen, das Doctor's Support Network. Auch wenn dies zunächst von den ärztlichen Gesellschaften wie zum Beispiel dem Royal College of Psychiatry abgelehnt wurde, machte die Organisation weiter, vertrat offensiv ihren Expertenstatus für psychische Erkrankungen bei Ärzten und wurde 2006 ein wichtiger Partner bei der Entwicklung des Practitioner Health Programme des National Health Service, also des englischen öffentlichen Gesundheitssystems. Ziel des Programmes war es, Beschäftigten im Gesundheitswesen ein niedrigschwelliges, vertrauliches Beratungsangebot zu machen bei psychischen Erkrankungen, Abhängigkeitsproblematik oder in Lebenskrisen. Ausschlaggebend war die Einstellung, dass das Wohlbefinden der Behandler sich auf die Qualität der Versorgung ihrer Patienten auswirkt. Die Gruppe war auf Social Media gut vertreten und hatte 2009 bereits mehr als fünfhundert Mitglieder.

Das brachte mich zum Nachdenken. Wir waren schließlich nicht nur betroffen, sondern wir waren auch Profis im Gesundheitswesen. Ich musste oft an einen Kollegen denken, der nach einem Unfall querschnittsgelähmt war und als Neurologe arbeitete. Er war der Star bei den Patienten. Sie fühlten sich von ihm verstanden, weil er aus eigener Erfahrung wusste, was sie durchmachten. Wäre das auch so, wenn ich mich als manisch-depressiv outen würde? Es war auf jeden Fall so, dass ich oft einen anderen Blick auf Patienten hatte als meine »gesunden« Kollegen. Ich konnte verstehen, dass es Patienten einfach nicht schafften, aus dem Bett zu kommen und am Therapieprogramm teilzunehmen. Was von manchen Kollegen als mangelnde Disziplin oder schlechtes Benehmen gewertet wurde, kannte ich aus schmerzlicher eigener Erfahrung. Ich nahm Switches von depressiven zu manischen Symptomen bei meinen Patienten früher wahr und fragte genauer nach Hypomanien in der Vergangenheit als andere. Ich legte von Beginn meiner Weiterbildung an einen großen Wert auf die Miteinbeziehung der Angehörigen, und es war mir immer wichtig, auch ihre Seite zu hören und auf Unterstützungsmöglichkeiten hinzuweisen.

Meist konnte ich auch zu schwierigen Patienten einen guten Kontakt zu finden, und in 17 Jahren Tätigkeit in der Psychiatrie bin ich nie von Patienten körperlich angegriffen worden, obwohl ich auch in sensiblen Bereichen eingesetzt war, wie zum Beispiel als Aufnahmeärztin.

Meine eigene Krankheitserfahrung als Vorteil. Konnte da etwas dran sein? Zunächst fiel es mir schwer, das so zu sehen. Aber der Blick nach England und in die USA zeigte mir, dass es Kollegen gab, die genau darauf immer wieder hinwiesen. Die sich sehr offen zu ihrer eigenen Krankheit bekannten und damit positive Erfahrungen machten. Einerseits bewunderte ich das, andererseits machte es mir auch Angst. Und wieder musste ich mir eingestehen, wie unterschiedlich ich mit meinen beiden Erkrankungen umging. So hatte ich durchaus positive Erfahrungen damit gemacht, wenn ich, wenn es bei Patienten um Auseinandersetzung und Akzeptanz körperlicher Erkrankungen und dadurch veränderter Lebensumstände ging, meine eigene MS-Erkrankung erwähnte. Aber meine Bipolarität? Die behielt ich lieber für mich.

Wie konnte das funktionieren, dass wir auch als Gruppe von Profis und nicht nur als Betroffene wahrgenommen wurden? Wenn mir das selbst noch kaum gelang? Und auch in der DGBS war es so, dass ich zunächst das Gefühl hatte, von den Profis eher belächelt zu werden. Als wäre unsere Gruppe ein vorübergehender Spuk. So wurde mir zum Beispiel nach dem ersten Symposium geraten, mich nicht weiter öffentlich als bipolar zu outen, um meine Karriere nicht zu gefährden. Nur langsam veränderte sich diese Haltung. Es ist Teil unserer Entstehungslegende, wie fehl am Platz sich der damalige Vorsitzende der DGBS bei dem ersten von uns angebotenen Workshop auf der DGBS-Jahrestagung 2015 zu fühlen schien.

Mir war klar, dass ich nur Beachtung und Akzeptanz bei den wissenschaftlich tätigen und forschenden Profis finden konnte, wenn ich dazu ihre Methoden nutzte, also zum Beispiel unsere

Arbeit wissenschaftlich aufbereiten und auf Kongressen vorstellen würde. Hilfreich war in diesem Zusammenhang, dass ich generell eine positive Einstellung gegenüber der Psychiatrie habe. Ich erlebe, dass sich dieses Fachgebiet seit Beginn meiner ärztlichen Tätigkeit beständig weiterentwickelt hat, dass Patientenrechte in dieser Zeit gestärkt worden sind und dass die meisten meiner Kollegen motiviert und engagiert versuchen, ihre Patienten gut zu behandeln. Auch als Patientin hatte ich bisher keine negativen Erfahrungen gemacht. Ich war nie gegen meinen Willen in eine psychiatrische Klinik eingewiesen worden. Ich war nie fixiert, das heißt mit speziellen Fesseln an einem Bett festgemacht worden, und ich habe auch nie gegen meinen Willen Injektionen erhalten. Ich habe mich nie in der Psychiatrie entrechtet, entmenschlicht und beschämt gefühlt.

Andere Kolleginnen in unserer Gruppe hatten dies erlebt und standen deshalb der Psychiatrie und den Psychiatern, auch innerhalb der DGBS, viel kritischer gegenüber als ich. Das führte natürlich zu Konflikten, die zum Teil auch sehr persönlich wurden. Manche Mitstreiterin verließ uns, oft in einem heftigen Streit. So fand zum Beispiel eine Kollegin, ich sei überangepasst und zu wenig psychiatriekritisch. Anderen war unsere Gruppe nicht offen genug für nicht wissenschaftlich evaluierte Therapieansätze, also zum Beispiel für Alternativmedizin. Auch über die Frage, ob die Bipolare Störung heilbar sei, gab und gibt es immer wieder Diskussionen. Diese Auseinandersetzungen waren für mich schwierig, wollte ich doch seit meiner Kindheit immer von allen geliebt werden und konnte nur schlecht mit Konflikten umgehen. Immer wieder wurde diskutiert, für was die Selbst Betroffenen Profis stehen sollten. Zu Beginn standen ganz klar die Selbsthilfe und die Beratungstätigkeit im Vordergrund. Dann kam die Antistigma-Arbeit hinzu.

Parallel dazu baute ich die internationale Vernetzung und die wissenschaftliche Tätigkeit auf, denn es war mir wichtig, Anerkennung bei den Profis zu gewinnen, um so das System von innen heraus zu verändern. Da ich von der Geschichte und den erreichten Veränderungen des britischen Doctor's Support Network so beeindruckt war, nahm ich 2016 Kontakt mit der Vorsitzenden auf. Es entwickelte sich ein reger, spannender Austausch, und im Verlauf entstand die Idee, einen Entwurf für ein gemeinsames Symposium bei den Organisatoren des World Psychiatry Congress der World Psychiatry Association einzureichen, der internationalen Dachgesellschaft der psychiatrischen Fachgesellschaften. Dieser Kongress findet alle drei Jahre an verschiedenen Orten weltweit statt und war 2017 in Berlin geplant. Es wurden mehr als 12.000 Besucher erwartet. Natürlich waren deshalb die zu vergebenen Präsentationsslots sehr umkämpft, weil jeder wissenschaftlich Tätige dort über seine Ergebnisse sprechen wollte. Wir reichten also unsere Bewerbung für ein neunzigminütiges Symposium mit drei Vorträgen zum Thema »Selbst betroffene Profis« ein. Unser Anliegen war, die beiden Gruppen – die britische und unsere deutsche – und ihre Ziele vorzustellen. Die Bewerbungen um Symposien wurden von einer Jury bestehend aus psychiatrischen Experten begutachtet, die entschied, ob das Symposium ins Programm aufgenommen werden würde oder nicht.

Schon die Arbeit an der Bewerbung war nervenaufreibend. Ich musste mein Englisch aufpolieren und mich mit den wissenschaftlichen Anforderungen auseinandersetzen, um ein gutes Abstract, also eine Kurzzusammenfassung des geplanten

Symposiums, zu verfassen. Meine britischen Kolleginnen hatten es da ein wenig leichter. Etwa ein Jahr vor dem geplanten Kongress mussten wir unsere Bewerbung einreichen. Und dann erst einmal warten. Ein paar Wochen später hatte ich dann per E-Mail eine Antwort: Unser eingereichtes Symposium war angenommen worden! Wahnsinn! Ich freute mich sehr. Aber fast gleichzeitig kam auch die Angst. Ein Vortrag vor internationalem Publikum? Das war doch noch mal eine andere Größenordnung als ein Beitrag auf einer DGBS-Jahrestagung. Was, wenn ich mich blamierte? Was, wenn das Thema niemanden interessierte? Was, wenn ich Fragen nicht beantworten konnte? Wie immer meldeten sich die Zweifel, die an meinem Selbstwert zehrten.

Es half sehr, dass ich dieses Symposium nicht allein hielt, sondern gemeinsam mit meinen Kolleginnen aus Großbritannien. Unsere Vorbereitung war intensiv, und ich erhielt Unterstützung in sprachlichen Fragen. Und Florian kam natürlich auch mit nach Berlin, um an meiner Seite zu sein. Die Angst, dass unser Thema bei der Fülle an interessanten Vorträgen untergehen könnte, war unbegründet. Der Saal war brechend voll, einige der Zuhörer standen sogar. Es waren wohl etwa 120 Interessierte, vielleicht sogar mehr. Entsprechend groß war meine Nervosität. Aber ich freute mich auch darüber, dass das Thema psychische Gesundheit bei Ärzten ein solches Interesse hervorrief. Außerdem war diese Veranstaltung ein Türöffner für die Selbst Betroffenen Profis. Bei der Veranstaltung waren nämlich auch Journalistinnen dabei, die das Thema aufgriffen und uns so mehr Öffentlichkeit verschafften.

Was ich einerseits gewollt hatte, wurde andererseits zu einer erneuten Herausforderung. Bisher hatte ich mich nur in kleinerem Rahmen geoutet – zunächst innerhalb der DGBS, dann beim World Kongress in einer begrenzten psychiatrischen Gemeinschaft. Jetzt ging es um die breite Öffentlichkeit. Neben Zeitungsberichten, Interviews, Radiosendungen und Podcasts entstand auch ein kleiner Fernsehbeitrag im ZDF, in dem ich über meine Krankheitserfahrung und die Selbst Betroffenen Profis sprechen konnte. Eine weitere Phase des Outings hatte begonnen, und wieder setzte ich mich damit auseinander, wie sehr ich mich bezüglich meiner Erkrankung öffnen wollte. Schließlich war es bei den Kongressbeiträgen um die Selbst Betroffenen Profis und nicht um meine persönliche Geschichte gegangen. Zwar gab ich den SBP ein Gesicht, doch bezüglich meines persönlichen Weges mit der Bipolaren Störung blieb ich zunächst eher verschlossen. Es war so, als ob ich zwar die Diagnose haben dürfte, aber bitte ohne Symptome und ohne wirklich krank zu sein. Der Fokus lag eher darauf zu beweisen, dass wir trotz Bipolarer Störung funktionierende und verlässliche Partner waren. Die eigenen persönlichen Erfahrungen mit meiner Erkrankung blendete ich zunächst aus.

Während es bei den Selbst Betroffenen Profis perfekt lief, meldete sich meine zweite chronische Erkrankung wieder zu Wort. Fast als wollte sie sich beschweren, dass ich ihr zu wenig Aufmerksamkeit gewidmet hatte. Eigentlich war meine MS, seitdem ich 2014 auf ein neueres und aggressiveres Medikament umgestellt worden war, sehr stabil gewesen. Deshalb waren die jährlichen Kontrolltermine im MRT auch nicht mehr so beängstigend für mich wie zu Beginn meiner Erkrankung. Anfang 2018 sollte sich das ändern: Nach dem MRT rief mich der Neuroradiologe zu sich ins Sprechzimmer: »Frau Freisen«, sagte er, »leider ist das Ergebnis etwas besorgniserregend.«

Angst kroch in mir hoch, und mein Herz begann zu rasen. »Wieso?«, fragte ich, »gibt es neue Entzündungsherde?«

»Nein, aber es zeigen sich Hinweise darauf, dass Ihre MS in einen chronischen Verlauf übergegangen ist.«

Was, chronisch? Das löste in mir Panik aus, denn das bedeutete, dass sich von nun alle Beschwerden immer weiter verschlechtern würden. Bisher war mein Verlauf schubförmig gewesen. Das bedeutete, dass ich zwar einzelne Krankheitsphasen hatte, dass sich zwischen den Schüben aber die Krankheitssymptome zurückbildeten und ich dann wieder relativ beschwerdefrei war.

»Es tut mir leid«, sagte der Radiologe.

Wenn ich ehrlich zu mir war, hatte ich die Verschlechterung auch schon bemerkt: Wenn ich mehr als dreißig Minuten am Stück ging, konnte ich meinen linken Fuß nicht mehr richtig heben. Florian und ich hatten sogar noch Witze darüber gemacht, dass ich schon mehrfach Treppen hinauf- statt hinuntergefallen war, weil ich mit dem linken Fuß an Treppenstufen hängen geblieben war. Ich trug auch bestimmte Schuhe nicht mehr, zum Beispiel meine geliebten Plateausandalen, weil sie mir zu schwer waren und ich das Gefühl hatte, meinen Fuß nicht mehr vom Boden heben zu können. Und mir war schon aufgefallen, dass die Kraft in meinem linken Arm viel geringer war als im rechten. Mein ganzer Körper war irgendwie schief, mit einer intakten rechten und einer schwachen linken Seite.

Ich war verängstigt und verunsichert. Wie sah meine Zukunft aus? Sollte ich die Medikation wechseln? Ich hatte große Angst vor dem nächsten Termin bei meinem Neurologen, den ich sehr schätzte. Er war ein sehr gründlicher Arzt mit einer ruhigen, besonnenen Ausstrahlung und hatte mich schon manches Mal beruhigen können.

»Frau Freisen«, sagte er sachlich-nüchtern, als ich bei ihm in der Praxis saß. »Die Diagnose einer chronischen MS wird anhand der sichtbaren Symptome und ihrer Veränderungen im Verlauf erstellt und nicht nur anhand eines MRT.«

»Aber«, sagte ich, »der klinische Verlauf hat sich doch verschlechtert. Und zwar schleichend und nicht mit einem akuten Schub.«

»Nun, Sie wissen doch, dass nach Schüben Restsymptome zurückbleiben können.«

Ich blieb skeptisch. »Aber ich hatte doch nie einen Schub, der meine Gehfähigkeit betroffen hat. Das ist doch schleichend gekommen.« Ich glaubte ihm nicht. Zu sehr hatte ich den Eindruck, dass er mich nur beruhigen wollte. Ich konnte nicht anders, ich sah meine Zukunft in schrecklichen Bildern vor mir: Rollstuhl, irgendwann nicht mehr sprechen und schlucken können, Magensonde, eingesperrt sein in einem nicht funktionierenden Körper. Mit großen Sorgen verließ ich die Praxis.

In den nächsten Tagen dachte ich viel nach. Über meine Lebensgestaltung, über das, was mir wirklich wichtig war. Was, wenn ich irgendwann zu krank wäre, um überhaupt noch viel zu machen? All diese Fragen, die ich mir seit der Diagnose 2006 immer wieder gestellt, aber dann beiseitegeschoben hatte, wurden jetzt wieder akut. Wie wollte ich später auf mein Leben zurückschauen? Würde ich mich darüber freuen, dass ich so lang eine gute Arbeitnehmerin gewesen war? Vermutlich eher nicht. Was wollte ich verändern? Wie wollte ich die verbleibenden guten Jahre nutzen? Dabei machte mir weniger die durch die MS etwa um sieben Jahre verkürzte Lebenserwartung

Sorge, sondern vor allem die Frage, wie lange ich trotz MS noch mobil sein würde.

Aktuell sah mein Tag so aus, dass ich täglich etwa zehn Stunden am Arbeitsplatz verbrachte. Ich arbeitete immer noch hundert Prozent, und wegen der schlechten Besetzungssituation blieb ich oft länger. Zweimal pro Woche ging ich zum Rehasport, um meine körperliche Gesundheit zu erhalten. Die Abende und das Wochenende waren oft in großen Teilen den Selbst Betroffenen Profis gewidmet: Ich beantwortete Beratungsanfragen per E-Mail, zum Beispiel dazu, wie offen man am Arbeitsplatz mit der eigenen Diagnose umgehen sollte. Manchmal entwickelte sich aus den Anfragen ein engerer Kontakt, und die Kollegen, die zunächst ratsuchend waren, entschieden sich, aktiv bei uns mitzuarbeiten. Alle vier Wochen traf ich mich mit den anderen Aktiven zur Videokonferenz. Außerdem bereitete ich Vorträge, Interviews oder Podcasts vor. Manchmal war es fast wie ein zweiter Job.

Waren diese die richtigen Prioritäten?

Mal wieder stand ich an einem Punkt, an dem mich eine Erkrankung zwang, mein Leben zu überdenken. Klar war, dass ich meiner körperlichen Gesundheit wieder mehr Raum geben musste. Also zusätzlich zum Rehasport gezielte Physiotherapie und Fitnessstudio. Insgesamt wieder für mehr Ausgleich sorgen und auch die Tätigkeit für die SBP runterfahren. Würde das ausreichen?

Zunächst konnte ich mir nicht vorstellen, an meiner Arbeitssituation etwas zu ändern. Zu lange hielt ich daran fest, dass ich dankbar sein musste, trotz Erkrankung noch einen Job zu haben. Außerdem mochte ich meine Arbeit. Ich war in einer Tagesklinik tätig, in der hauptsächlich Patienten mit Depressionen,

Angst-, Traumafolge- oder Persönlichkeitsstörungen behandelt wurden. Ich war also im teilstationären Bereich tätig, das heißt, die Patienten waren täglich zwischen sieben Uhr dreißig und sechzehn Uhr bei uns in Therapie und verbrachten die restliche Zeit und die Wochenenden zu Hause. Ich arbeitete psychotherapeutisch und konnte die verschiedenen Therapierichtungen, in denen ich ausgebildet bin, gut nutzen. Das Team war erfahren und engagiert, die Arbeit machte Spaß. Doch dann erkrankte meine Kollegin schwer und fiel für mehr als ein Jahr aus. Und für sie kam kein Ersatz. Eine sehr engagierte Psychotherapeutin in Ausbildung, die für ihre Tätigkeit einen Hungerlohn erhielt, und ich versorgten stattdessen die zwanzig Patienten allein. Monatelang. Auf meine Beschwerden erhielt ich nur die Antwort, dass die Stelle nicht neu besetzt werden könne, nur weil die Kollegin krank sei. Und vorübergehende Vertretungen gebe die Personaldecke nicht her. Außerdem sei ich ja schon dadurch bevorzugt, dass ich nicht zusätzlich noch auf anderen Stationen vertreten müsse. Also schluckte ich die Kröte und funktionierte weiter.

Etwa zeitgleich begannen zunehmende Nachfragen der Krankenkassen, ob die von uns erbrachten Leistungen tatsächlich angemessen seien. Die Kostenübernahme durch die Krankenkassen wurde mehr und mehr eingeschränkt, und auch in der Psychiatrie gab es immer häufiger »blutige Entlassungen«. Der Ausdruck stammt aus der Chirurgie und meint genau das, was er sagt: Dass Patienten so früh entlassen werden, dass die Operationswunden noch bluten. In der Psychiatrie sind die Patienten zu diesem Zeitpunkt zwar nicht mehr unmittelbar in Gefahr, sich das Leben zu nehmen, meist sind sie aber weiterhin sehr depressiv und benötigen eigentlich eine weitere stationäre Behandlung. Ganze Aufenthalte von Patienten wurden von den Kassen infrage gestellt. Am gefürchtetsten war die »Primäre Fehlbelegung«. Dies bedeutet, dass bezweifelt wurde, dass die Aufnahme eines Patienten überhaupt notwendig gewesen war. Hätte man dasselbe Ergebnis nicht auch ambulant erzielen können? Unsere komplette Verlaufsdokumentation wurde dann überprüft, und es gab Fälle, in denen mehrere Wochen andauernde Behandlungen überhaupt nicht vergütet wurden. Es wurde also anhand der Aktenlage angezweifelt, ob ein Patient, der von einem Arzt zu uns überwiesen wurde und dessen Behandlungsnotwendigkeit in einem Vorgespräch und erneut in der Aufnahmesituation geprüft wurde, überhaupt in der Tagesklinik behandelt werden musste. Noch häufiger angefragt wurde wegen »Sekundärer Fehlbelegung«. Hätte der Patient so lang behandelt werden müssen? Unsere komplette Verlaufsdokumentation wurde daraufhin überprüft, ob der Patient wirklich behandlungsbedürftig war. Wir erhielten in der Klinik Fortbildungen und mussten unseren Dokumentationsstil anpassen. Es durfte auf keinen Fall irgendwo stehen, dass es dem Patienten besser ging. Oder gar, dass er mal gelacht hätte. Ständig mussten Sätze fallen wie »Die teilstationäre Behandlung war dringend erforderlich« oder »Aufgrund der Schwere der Symptomatik ist eine Behandlung im ambulanten Setting nicht ausreichend«. Jede Therapie wurde minutengenau abgerechnet, und es entwickelte sich der neue Beruf der »Kodierfachkraft«, meist Pflegekräfte, die überprüften, ob auch wirklich alle abrechenbaren Leistungen eingegeben waren. Und der des »Medizincontrollings«, meist Ärzte, die alles noch einmal prüften und die Klagen gegen die Krankenkassen vorbereiteten, wenn deren Prüfergebnis angefochten werden konnte. Ich verbrachte mehr und mehr Zeit am Computer, und da ich gleichzeitig auch meine Patienten nicht vernachlässigen wollte, auch mehr und mehr Zeit in der Klinik. Wenigstens funktionierte bei uns der Freizeitausgleich, sodass ich immer mal wieder eine Woche überstundenfrei nehmen konnte.

Die Arbeit, die ich eigentlich so liebte, war immer weniger erfüllend. Das wirkte sich natürlich auch auf unser sehr gutes Team aus: Die Stimmung wurde gereizter, da jeder am Rande der Erschöpfung arbeitete, und Krankheitsfälle häuften sich, was den negativen Kreislauf beschleunigte, weil die Übrigen dann noch mehr arbeiten mussten. Trotzdem versuchten wir, Lösungen zu finden, und stellten unser Programm um. Doch der Druck wuchs weiter. Während zu Beginn meiner Tätigkeit die durchschnittliche Behandlungszeit in der Tagesklinik bei zwölf bis vierzehn Wochen gelegen hatte, waren es drei Jahre später nur noch sechs bis acht, Tendenz weiter sinkend. Dabei braucht Psychotherapie doch Zeit. Letztlich bekamen wir immer kränkere Patienten, die wir in immer kürzerer Zeit wieder funktionsfähig machen sollten. Von gesund werden war schon gar nicht mehr die Rede. Es fühlte sich an wie am Fließband. Ich hatte so oft das Gefühl, dass ich meinen Patienten nicht mehr gerecht werden konnte. Und meinen eigenen Ansprüchen an meine Arbeit auch nicht. Ich wurde unzufriedener.

Und so wie mir ging es vielen Ärzten in Deutschland. Unsere Arbeit macht krank: Nicht erst seit Corona sind Depressionen, Angststörungen, Substanzmissbrauch und psychosomatische Störungen weitverbreitet. Und das beginnt bereits in Ausbildung und Studium. Es ist höchste Zeit, angehenden Ärzten, Psychologen und Pflegekräften zu vermitteln, wie wichtig Selbstfürsorge und Abgrenzung sind. Aufopferung um jeden

Preis, das darf nicht mehr als Ideal vermittelt werden. Unser Gesundheitssystem wird schon seit Jahren durch etliche, oft unbezahlte Überstunden am Leben erhalten. Zum Teil werden Angestellte dazu gedrängt, diese nicht zu dokumentieren, damit kein Anspruch auf Auszahlung oder Freizeitausgleich besteht. Die Folgen davon sind klar: In einer Umfrage des Marburger Bundes 2022 unter fast 8.500 Ärzten gaben 25 Prozent der Befragten an, dass sie erwägen, ihre ärztliche Tätigkeit aufzugeben. Steigende Arbeitsbelastung, unzureichende Personalausstattung, kaum Zeit für Gespräche mit den Patienten und fehlende Wertschätzung ärztlicher Arbeit wurden als Hauptgründe dafür angeführt. Der Anteil von Ärzten mit Teilzeittarifvertrag hat sich seit 2013 mehr als verdoppelt und liegt jetzt bei 31 Prozent. Die vertragliche Wochenarbeitszeit entspricht aber nicht der tatsächlichen Arbeitszeit. Wegen Überstunden und Diensten liegt diese trotzdem im Mittel bei über fünfzig Stunden.

Natürlich kann der ambulante Sektor das nicht auffangen, sowohl für Psychotherapieplätze als auch für eine psychiatrische Behandlung gibt es oft monatelange Wartezeiten. Und die überlasteten Hausärzte können dies auch nicht komplett kompensieren. Was daraus resultiert sind Wiederaufnahmen, längere Arbeitsunfähigkeitszeiten und eine Chronifizierung von Krankheiten, die man mit etwas mehr Zeit eigentlich gut behandeln könnte. Für mich gipfelte diese Zuspitzung darin, dass einige Krankenkassen auch die Gegenfinanzierung von beruflichen Wiedereingliederungen ablehnten. »Berufliche Wiedereingliederung« bedeutet, dass ein Mensch nach längerer Krankheit erst mal noch krankgeschrieben und mit weniger Stunden und eingeschränkter Tätigkeit an den Arbeitsplatz zurückkehrt. In dieser Zeit bezieht er noch Krankengeld. Arbeitsdauer und -umfang werden dann langsam gesteigert, bis wieder die volle Leistungsfähigkeit erreicht ist. Wir boten bei uns in der Tagesklinik die Möglichkeit der begleiteten Wiedereingliederung: Patienten verbrachten pro Tag einige Stunden an ihrem Arbeitsplatz und waren im Anschluss bei uns in der Tagesklinik. Auftretende Probleme konnten so besprochen werden. Dieses Modell funktionierte wirklich gut und war sehr erfolgreich. Bis die ersten Fälle kamen, in denen die Krankenkassen die Wiedereingliederungen ablehnten. Das heißt, Patienten, die noch einen Arbeitsplatz hatten, konnten nicht mehr langsam einsteigen, sondern mussten nach oft monatelanger schwerer Erkrankung sofort wieder voll arbeiten. Alles, um etwas Krankengeld zu sparen? Ich selbst war zweimal mit Wiedereingliederung an den Arbeitsplatz zurückgekehrt, und es war so hilfreich für mich, nicht gleich die komplette Verantwortung zu tragen und auch nicht gleich acht Stunden am Tag arbeiten zu müssen. Ich entwickelte zunehmend einen Widerwillen gegen dieses System, in der das Wohl der Patienten immer weniger im Mittelpunkt stand.

Es war kein guter Zustand, aber noch machte ich weiter. Ich reduzierte allerdings meine Arbeitszeit auf neunzig Prozent, ein Schritt, vor dem ich lange zurückgeschreckt war. Nun hatte ich jeden zweiten Freitag frei und konnte den Tag für Fitnessstudio, Arzttermine oder einfach mal zum Entspannen nutzen. Und auch die Tätigkeit für die SBP konnte ich dadurch auf mehr Tage verteilen. Unser Ansehen innerhalb der DGBS hatte sich deutlich verändert, die von uns geleistete Öffentlichkeitsarbeit kam schließlich der gesamten Gesellschaft zugute, weil das Thema Bipolare Störung wieder mehr im Fokus war.

Es war inzwischen wahrscheinlich jedem klar, dass wir keine Eintagsfliege waren, sondern dass wir tatsächlich gekommen waren, um zu bleiben. 2018 erhielten wir den Status eines eigenen Referats innerhalb der DGBS. Das heißt, wir wurden den Angehörigen und Betroffenen gleichgestellt. Wir verfügten über ein eigenes Budget, und auch wenn wir kein eigenes Vorstandsmitglied stellten, durften wir zumindest an Vorstandssitzungen als Beisitzer teilnehmen.

2019 war für mich dann ein ganz besonderes Jahr: Im September 2019 erhielt ich auf der DGBS-Jahrestagung für meinen Pioniergeist, meinen Mut und meine Beharrlichkeit bei der Gründung der Betroffenen Profis den Aretäus-Preis der DGBS. Damit werden Menschen oder Institutionen gewürdigt, die ein besonderes Engagement im Bereich Bipolare Störung zeigen. Der Preis bedeutet mir sehr viel, weil er zeigt, dass sich meine vielen Arbeitsstunden, Tränen, Ängste und Zweifel gelohnt haben. Weil er zeigt, dass mein Engagement gesehen worden ist.

Aber das sollte nicht der einzige Preis bleiben: Im November 2019 wurden die Selbst Betroffenen Profis auf dem Kongress der Deutschen Gesellschaft für Psychiatrie und Psychotherapie mit dem Antistigma-Preis des Aktionsbündnisses Seelische Gesundheit ausgezeichnet. Das Aktionsbündnis Seelische Gesundheit ist eine bundesweite Initiative, die vom Bundesministerium für Gesundheit gefördert wird und der mehr als 140 Mitgliedsorganisationen wie zum Beispiel Selbsthilfeverbände, aber auch politische Verbände angehören. Ziel ist es, dass psychische Erkrankungen nicht länger stigmatisiert werden und dass dadurch langfristig die seelische Gesundheit der Bevölkerung verbessert wird.

Ich weiß noch, wie nervös ich vor der Preisverleihung in Berlin war. Aber auch, wie stolz. Nie hätte ich gedacht, dass ich nicht einmal zehn Jahre nach meiner verheerenden Manie, in der nur wenige Wochen ausgereicht hatten, Beziehungen zu zerstören, Vermögen zu vernichten und meine berufliche Karriere erheblich zu gefährden, an diesem Punkt sein würde. Und jetzt saß ich hier, neben mir Weggefährten, die mich begleitet und dabei unterstützt haben, meine Bipolare Erkrankung nicht weiter zu ignorieren, sondern meine Doppelrolle als betroffene Psychiaterin zum Positiven nutzen. Es fühlte sich unwirklich an. Ich drückte die Hand meines Mannes, der neben mir saß, um sicherzugehen, dass ich nicht träumte. Ich ging zur Bühne, während vor meinem inneren Auge ältere und neuere Erinnerungen abliefen. Ja, ich hatte es geschafft. Ich hatte überlebt. Ich hatte einen Weg für mich gefunden, mit dieser Erkrankung umzugehen. Es war mir gelungen, aus schwierigen und fast zerstörerischen Erfahrungen etwas Positives zu schaffen. Ich wendete meinen Blick zu Florian und sah Stolz in seinen Augen. Und auch ich erlaubte es mir, diesen Moment zu genießen und stolz auf mich zu sein. Und dankbar, dass alles so gekommen war.

Natürlich erhielten die SBP durch die Preise noch einmal Auftrieb. Unsere Mitgliederzahl wuchs weiter, und ein Highlight war sicher unser Treffen 2020 in Kassel, bei dem wir um die zwanzig Aktive waren. Unsere Beratungsangebote haben wir ausgebaut, inzwischen bieten wir eine Telefonberatung und Selbsthilfegruppen per Zoom an, die besonders in der Coronazeit einen wichtigen Stellenwert bekommen haben. Wir arbeiten außerdem an der Gründung von Regionalgruppen, um auch mehr persönliche Begegnungen zu ermöglichen.

Inzwischen trauen sich immer mehr Referatsmitglieder, ihr Gesicht auch außerhalb der DGBS zu zeigen und an Podcasts, Radio- oder Fernsehsendungen mitzuwirken. Das treibt die Antistigma-Arbeit voran. Unsere Gruppe ist jünger geworden, und es engagieren sich auch mehr Männer bei uns. Unser Referat wird bleiben, ein eigener Vorstandssitz ist greifbar, und ich kann mich nach siebenjähriger intensiver Aufbauarbeit und unzähligen ehrenamtlichen Arbeitsstunden zurücklehnen. 2021 habe ich den Vorsitz der SBP abgegeben. Nicht weil ich musste, sondern weil ich wusste, dass ich es konnte, weil die SBP so stabil verankert waren, dass sie bleiben würden, auch wenn ich mich weniger engagieren würde.

Die Bipolare Störung kommt selten allein – Komorbiditäten

Unter »Komorbidität« versteht man eine Erkrankung, die gleichzeitig mit der Haupterkrankung besteht, wobei sich beide wechselseitig beeinflussen. Bei der Bipolaren Störung kann es sich sowohl um psychische als auch um somatische, also körperliche Komorbiditäten handeln. Es ist wichtig, diese in der Therapie mit zu berücksichtigen, um einen möglichst guten Behandlungserfolg zu gewährleisten. So kann beispielsweise durch eine Depression eine vorhandene Angststörung viel ausgeprägter werden, oder durch den Konsum von Kokain kann eine Manie mitverursacht oder aufrechterhalten werden.

Unter den psychischen Komorbiditäten sind Angststörungen am häufigsten: Bis zu 87 Prozent der Menschen mit Bipolarer Störung entwickeln mindestens einmal im Leben eine Angststörung, wie zum Beispiel eine

Panikstörung, bei der es plötzlich zum Auftreten großer Ängste kommt, oder eine generalisierte Angststörung, bei der sich Betroffene um fast alles große Sorgen machen, oder eine soziale Phobie, bei der die Angst besteht, in sozialen Situationen zu versagen und negativ bewertet zu werden. Auch die Posttraumatische Belastungsstörung, die durch schwerwiegende Traumaerfahrungen hervorgerufen wird, tritt bei bipolar Betroffenen vermehrt auf.

Impulskontrollstörungen, zu denen neben dem Aufmerksamkeitsdefizit-Hyperaktivitätssyndrom (ADHS) auch Essstörungen und Persönlichkeitsstörungen gezählt werden, liegen mit einer Häufigkeit von fast siebzig Prozent an zweiter Stelle, wobei ADHS dabei circa vierzig Prozent ausmacht.

Komorbide Abhängigkeitserkrankungen folgen mit etwa sechzig Prozent, wobei hier die Alkoholabhängigkeit überwiegt. Aber auch der Missbrauch und die Abhängigkeit von illegalen Drogen sind bei bipolar Betroffenen deutlich häufiger als in der Allgemeinbevölkerung.

Durch Komorbiditäten wird die Behandlung natürlich erschwert. Nehmen wir zum Beispiel Angststörungen: Die etablierte psychopharmakologische Behandlung erfolgt mit Antidepressiva, nämlich mit Serotonin-Wiederaufnahmehemmern, und zwar in eher hohen Dosierungen. Diese können aber die Neigung zu Manien verstärken und insgesamt zu mehr Krankheitsphasen führen. Der Einsatz kann also nur unter größter Vorsicht erfolgen.

Ähnlich kompliziert ist es bei ADHS. Die klassischen ADHS-Medikamente wie Ritalin sind Stimulanzien, also Amphetamine. Und Amphetamine können ebenfalls Manien begünstigen. Trotzdem ist es wichtig, eine ADHS im Zusammenhang mit Bipolarität zu behandeln, auch weil es viele symptomatische Überschneidungen gibt, wie beispielsweise erhöhte Ablenkbarkeit, motorische Unruhe, verstärkter Rededrang mit häufigem Themenwechsel. Das Medikament muss also gut ausgewählt werden, und insbesondere in der Einstellungsphase sollte eine enge Betreuung erfolgen.

Neben psychischen treten auch körperliche, also somatische Begleiterkrankungen auf. Insbesondere aufgrund von Herz-Kreislauf-Erkrankungen und Diabetes ist die Lebenserwartung von Menschen mit Bipolarer Störung gegenüber der Allgemeinbevölkerung im Durchschnitt um neun Jahre reduziert. Als 1978 geborene Frau beträgt meine statistische Lebenserwartung bei der Geburt 76 Jahre. Wenn ich davon neun Jahre abziehe, bleiben 67 übrig. Es geht also um erhebliche Unterschiede.

Herz-Kreislauf-Erkrankungen und Diabetes sind häufig mit Adipositas assoziiert. Das Risiko, ein krankhaftes Übergewicht zu entwickeln, ist bei der Bipolaren Störung mehr als verdoppelt. Vor allem in den letzten Jahren werden diesbezüglich Psychopharmaka kritischer beleuchtet, die als Nebenwirkung direkt in Stoffwechselvorgänge eingreifen und appetitanregend wirken können. Daher sollte viel Wert darauf gelegt werden, eine medikamentöse Therapie zu finden, die so nebenwirkungsarm wie möglich ist. Weitere häufige somatische Begleiterscheinungen sind gastrointestinale Erkrankungen wie Lebererkrankungen, Entzündungen der Bauchspeicheldrüse sowie chronische Lungenerkrankungen – die häufig entweder durch Alkohol-, Drogen- oder Tabakkonsum hervorgerufen werden. Diese

Beispiele zeigen, wie Verhaltensweisen, die durch die Bipolare Störung begünstigt werden, somatische Komorbiditäten mitverursachen. Auch das Auftreten sexuell übertragbarer Krankheiten wie Aids, Hepatitis C oder chronische Eierstockentzündungen sind bei Menschen mit Bipolarer Störung im Vergleich zur Allgemeinbevölkerung erhöht.

Neurologische komorbide Erkrankungen treten bei etwa 35 Prozent der Betroffenen auf. Am häufigsten ist die Migräne mit etwa 7 Prozent. Aber auch das Risiko für Autoimmunerkrankungen ist erhöht. Nach aktueller Studienlage sind etwa 13 Prozent der MS-Patienten von einer Bipolaren Störung betroffen (zum Vergleich: In der Allgemeinbevölkerung sind es etwa 3 bis 4 Prozent). Auch andere Autoimmunerkrankungen wie Morbus Crohn oder die Rheumatoide Arthritis treten gehäuft auf. Mögliche gemeinsame Auslöser wie zum Beispiel das Epstein-Barr-Virus werden immer wieder diskutiert, konnten aber bisher nicht zweifelsfrei nachgewiesen werden.

Selbstverständlich beeinflussen die körperlichen Krankheiten wiederum auch den Verlauf der bipolaren Erkrankung – eine verheerende Wechselwirkung. Insbesondere meine depressiven Episoden waren immer eng mit dem Auftreten von MS-Schüben verknüpft. Seitdem ich 2014 durch eine Umstellung der MS-Therapie nahezu schubfrei bin, habe ich auch keine schwere Depression mehr erlebt. Auch das macht für mich deutlich, dass Körper und Geist nicht unabhängig voneinander betrachtet werden können. Und dass die Behandlung der komorbiden Erkrankungen genauso wichtig ist wie die Behandlung der Bipolaren Störung an sich.

Angekommen

Foo Fighters:
Times Like These

Obwohl ich aufgrund des schlechten MRT-Ergebnisses bereits Dinge im Arbeitsumfeld und auch in meinem privaten Bereich verändert hatte, wie beispielsweise die Stundenreduktion und das Kürzertreten bei den SBP, erhielt ich immer deutlichere Signale, dass es Zeit war, mein Leben zu überdenken: Die Einschränkung meiner Gehfähigkeit erlebte ich auf jedem längeren Spaziergang, und ich war auf die Benutzung von Wanderstöcken angewiesen, um Stolpern und Stürze zu vermeiden. Wenn ich zu lange am Bildschirm saß, traten Sehstörungen auf, wie um mich daran zu erinnern, dass ich zu viel gearbeitet hatte. In meinem Arztzimmer hatte ich eine Klimaanlage, weil sich MS-Symptome in der Wärme verstärken und ich bei Temperaturen ab 25 Grad nicht mehr arbeitsfähig gewesen wäre. Die MS zeigte sich also ständig und nahm mehr und mehr Raum in meinem Leben ein.

Da ich schon immer ein Mensch gewesen war, für den das Eintauchen und das Leben in fremden Welten sehr wichtig ist, wurde mir klar: Solang ich noch mobil war, wollte ich etwas von der Welt sehen! Eine Weltreise, solange es noch möglich wäre. Florian und ich begannen zu überlegen, wie wir am ehesten reisen konnten, trotz meiner schon bestehenden Einschränkungen. Nur mit Rucksack kam nicht infrage. Das wäre wegen der MS viel zu anstrengend gewesen. Außerdem brauchte ich eine Art Zuhause, jeden Tag in einem anderen Hotel oder Gasthaus mit ständig anderen Menschen wäre für die Bipolare Störung mit viel zu viel Reizen verbunden gewesen. Wohnwagen oder Wohnmobil war aber auch keine Option für uns: Viel zu schwerfällig, wir stellten uns etwas noch Ungebundeneres, Flexibleres vor. Die beste Lösung schien für uns ein Pick-up mit Wohnkabine zu sein.

Florian verbrachte bald Stunden um Stunden damit, das perfekte Modell für uns zu finden. Wir fuhren quer durch die Republik, um uns verschiedene Wagen anzusehen. Und entschieden uns dann, einen Ford Ranger zu kaufen und eine großzügige Wohnkabine zu konfigurieren und zu bestellen. Und weil ich nichts, was ich angehe, halbherzig mache, begannen wir, eisern zu sparen. Unsere Idee war es zunächst, auf der Panamericana die beiden Amerikas zu durchqueren. Nachdem wir uns ernsthaft damit auseinandergesetzt hatten, wurden unsere Pläne realistischer: das Auto und die Kabine mit dem Schiff nach Halifax, wir mit dem Flugzeug, und dann sechs Monate für Arktis, Kanada und Nordamerikas Westküste.

Und dann kam Corona.

Die Lieferung der Wohnkabine verzögerte sich, weil Bauteile fehlten. An eine Reise auf einen anderen Kontinent war nicht zu denken. Wir überlegten Alternativen. Drei Monate in Europa statt sechs Monate in Übersee? Derweil arbeiteten wir erst mal weiter, unter Coronabedingungen. Besonders zu Beginn machte mich das sehr ängstlich, als noch nicht klar war, ob ich wegen meiner MS, die ja eine Autoimmunerkrankung ist, ein erhöhtes Erkrankungsrisiko habe. Auch von einer Impfung wurde bei MS zunächst abgeraten, zum Glück hat sich beides im Verlauf der Pandemie nicht bestätigt.

Außerdem brachte die neue Situation fast täglich Veränderungen im Berufsalltag mit sich: Erst wurde die Tagesklinik komplett geschlossen und ich auf einer anderen Station eingesetzt, dann wurden wir ausgelagert und mussten mit dem kompletten Inventar umziehen. Unser Therapieplan musste fortwährend angepasst werden, da wegen der Hygienevorschriften beispielsweise die Sporttherapie oder die Akupunktur komplett wegfielen. Mit deutlich weniger Therapeuten mussten wir eine gute Behandlung ermöglichen. Abstände zwischen Sitzplätzen wurden ausgemessen, der Speiseraum umgestaltet, und dreimal pro Woche wurde getestet. Nicht nur wir waren gestresst, auch die Patienten. Besonders hart traf es die, die nebenbei auch noch Homeschooling und Kinderbetreuung leisten mussten. Es entstand eine wachsende Unzufriedenheit, auch weil es kaum noch Möglichkeiten zum Ausgleich gab. Das Fitnessstudio war geschlossen, und auch das Bogenschießen war nicht gestattet. Ich befand mich in einem Hamsterrad aus arbeiten, Sport zu Hause, Haushalt und Fernsehen. Ich versuchte, Ängsten und Depression die Stirn zu bieten. Und hatte trotzdem das Gefühl, in einem nicht endenden Loop gefangen zu sein.

Und dann, am 1. Dezember 2020, während ich beim Frühstück die Mails checkte, ploppte auf einmal diese Stellenanzeige auf: *Do you want to work in Iceland? We are looking for enthusiastic psychiatrists to become a part of our team.* Im Hintergrund ein Bild des majestätischen Gullfoss, einer der berühmtesten Wasserfälle der Insel. Hm, Island ... Hm, spannend. Der Gedanke an die Anzeige ließ mich nicht los, nicht auf dem Weg zur Arbeit und auch nicht währenddessen. Island. Wie wäre das? Ich schrieb eine WhatsApp an Florian:

»Hey, sollen wir nach Island? Die suchen ganz viele Psychiater. Bye, bye Düren Frost-Smiley.«

Kurz darauf Florians Antwort: »Sofort.«

Ich war total aufgedreht. In der Mittagspause erzählte ich es meinen Kolleginnen. »Nicht du hast die Anzeige gefunden, sondern die Anzeige hat dich gefunden«, war die einhellige Meinung. Island. Reykjavik. Universitätsklinik. Ernsthaft?

Immer noch aufgedreht kam ich nach Hause. Florian kam kurze Zeit später, ebenfalls aufgedreht. Bewerbungsschluss war der 14. Dezember. Knapp zwei Wochen Zeit. Ich hatte seit 13 Jahren keine Bewerbung mehr verfasst. Erst recht nicht auf Englisch. Alles war seitdem anders geworden. Tabellarische Lebensläufe gingen gar nicht mehr. Ich musste Dokumente übersetzen lassen, im Eilverfahren. Das kostete ein Vermögen. Aber ich wischte aufkommende Bedenken beiseite und setzte mich direkt nach der Arbeit an die Bewerbung. Florian unterstützte mich. Danach schauten wir Reportagen über Island. Die Natur zog uns sofort in ihren Bann. Und diese rauen Menschen. Ja, vielleicht ernsthaft.

In einem war ich mir ganz sicher: Ich würde mich offen bewerben, zu meiner Bipolaren Störung stehen. Nicht wie früher, alles unter dem Deckel halten und dann wegen Nacht- und Wochenenddiensten krank werden. Das ist keine Option, wenn die neue Arbeitsstelle auf einer isolierten Insel im Nordatlantik liegt. Ich schickte meinen in einem amerikanischen wissenschaftlichen Magazin veröffentlichten Aufsatz mit, der von meiner Doppelrolle als betroffener Psychiaterin berichtet. Entweder sie würden mich so nehmen wie ich bin, oder ich wäre dort nicht richtig. Meine Hände zitterten, als ich die Bewerbung schließlich per Mail absendete. Ich erhielt eine Bestätigungsmail mit dem Hinweis, dass ich noch vor den Weihnachtstagen Bescheid bekommen werde, ob ein Online-Interview vereinbart werde. Und dann hieß es warten.

Florians Familie war von der Idee so semibegeistert. Obwohl Florians Eltern sehr weltoffen sind und manchmal Reisen machen, bei denen wir uns um ihr Wohlergehen sorgen, sind sie auch realistisch. Sie thematisierten die hohen Kosten, das Risiko, trotz meiner Erkrankungen auszuwandern und die schwierigere Arbeitssituation für Florian. Und vielleicht war es für sie auch traurig, dass noch ein Sohn wegging – ein Bruder von Florian lebte bereits mit seiner Familie in Schweden.

Aber zunächst sah es so aus, als hätte sich das alles sowieso erledigt, weil ich vor Weihnachten keine Mail aus Reykjavik erhielt. »Ist vielleicht auch besser so. Der Spatz in der Hand ist besser als die Taube auf dem Dach«, tröstete ich mich selbst. Und da ich schon immer gut darin gewesen war, neue Türen zu öffnen, wenn sich alte verschließen, schaute ich gleich nach Arbeitsstellen in anderen Ländern, vor allem in Norwegen und Schweden. Die Idee zu gehen hatte sich schon so verfestigt, dass ein Weiter-so nicht mehr möglich schien.

Aber es sollte anders kommen: Am 28. Dezember 2020 bekam ich eine Mail aus Reykjavik mit einem Termin zum Online-Vorstellungsgespräch. Krass. Ich bereitete mich vor, sah mir bei YouTube Vorstellungsgespräche auf Englisch an und formulierte Antworten auf die Fragen, die mich wahrscheinlich erwarten würden. Ich übte englische psychiatrische Fachbegriffe und die richtige Aussprache von »psy-chi-atric« mit Betonung auf dem »a«. Dann war es so weit: Ich zog meine Glücksunterwäsche an und probierte etliche Outfits und Frisuren aus. Nur um dann zwei Stunden zu früh am Computer zu sein, weil ich die Stunde Zeitunterschied subtrahierte statt addierte. Bis ich das raffte, vergingen allerdings einige erschrockene Minuten, in denen ich hysterisch versuchte, eine Verbindung nach Island aufzubauen. Im Nachhinein war diese gewonnene Zeit aber ganz gut, um runterzufahren. Das Interview mit den zwei Chefärztinnen und der Personalvertreterin verlief sehr positiv, offen und wertschätzend. Ich hatte ein gutes Gefühl, das sich bestätigte, als meine zukünftige Chefin am Ende sagte: »We had eight applications. Yours was the best. We would like to offer you a position as a specialist at Landspítali.« Ein Glücksgefühl durchflutete mich.

»Great, thank you«, antwortete ich.

»When do you think you can start?«, fragte sie.

»May«, antwortete ich zuversichtlich.

»Oh, so early, great«, kam die überraschte Antwort. Vielleicht hätte mich das ein wenig stutzig machen sollen, aber ich war so euphorisiert von der Zusage.

Am Abend feierten Florian und ich. Was für eine wunderbare Möglichkeit, noch mal neu zu starten, auf dieser aufregenden, schroffen Insel. Die Vorbereitungen, die bisher nur Gedankenspiele gewesen waren, wurden jetzt von einem auf den anderen Tag konkret. Wir erstellten To-do-Listen, die immer länger wurden, entschieden, was wir mitnehmen und was wir bei Florians Eltern einlagern oder verkaufen würden, welche Versicherungen, Telefonverträge und Zeitungsabos gekündigt werden mussten, benachrichtigten unseren Vermieter und kündigten unsere sicheren Arbeitsplätze. Außerdem bereiteten wir die Überführung unserer Katzen vor, was bei der gesamten Auswanderung das Komplizierteste und abgesehen von der Überführung unserer Möbel mit Abstand das Teuerste war, weil Island zum Schutz seiner Flora und Fauna sehr strenge Regeln für den Import von Haustieren hat.

Und zwischendrin kam mir immer wieder die Frage, ob ich nicht doch einfach manisch und das Ganze eine bescheuerte Idee war. Dagegen sprach allerdings, dass es nicht meine, sondern unsere Idee war, und dass ich mich stimmungsmäßig sehr stabil fühlte. Zudem war es Winter, und im Winter hatte ich noch nie eine hypomanische Phase gehabt.

Trotzdem schien es mir bei manchen Reaktionen aus unserem Umfeld so, als würden meine Freunde sich genau diese Frage auch stellen. Was ja auch verständlich war. Wir hatten noch nie von Auswanderung gesprochen, und jetzt sollte auf einmal alles ganz schnell gehen, innerhalb weniger Monate? In ein Land, das wir noch nie besucht hatten und dessen Sprache wir nicht sprachen? Noch dazu gab es immer noch Corona, und alles war gerade sowieso viel unsicherer. Insbesondere mein Neurologe war ziemlich besorgt, auch wegen des Stresses, der mit einer Auswanderung verbunden war. Und auch Florian und ich zweifelten immer wieder, beispielsweise als wir realisierten, dass unsere Katzen für zwei Wochen in Quarantäne müssten und dass wegen Corona der Transport von Tieren per Flugzeug deutlich eingeschränkt worden war und wir von Kopenhagen fliegen müssten, um die beiden mitzunehmen.

Oder als klar wurde, dass es wegen der hohen Zollgebühren nicht möglich sein würde, unsere Autos, die wir beide erst neu gekauft hatten, zu importieren.

Auch die Wohnungssuche war viel schwieriger. Wegen der bestehenden Reisequarantänevorschriften – sowohl auf Island als auch in Deutschland – war es nicht einfach mal möglich, kurz für ein paar Tage rüberzufliegen, um sich Wohnungen anzuschauen und einen Mietvertrag zu unterschreiben.

Stattdessen bot sich eine zukünftige Kollegin, die aus den Niederlanden stammte, an, unsere favorisierte Wohnung anzuschauen. Eine Kollegin, die ich bisher nur aus einem Zoom-Gespräch kannte und die trotzdem so hilfsbereit war, für uns beim Open House anwesend zu sein. Das war die Voraussetzung dafür, als Mieter infrage zu kommen.

In anderen Punkten war die Kommunikation mit den Isländern nicht befriedigend, und wir machten die ersten Erfahrungen mit dem Lebensmotto der Insel: »þetta reddast« – was sich am besten übersetzen lässt mit »es erledigt sich«. Egal wie groß ein Problem ist, irgendwo kommt am Ende des Tages schon eine Lösung her. Es wird sich schon erledigen. Für mich als Kontrollfreak war das schwierig, wenn E-Mails nicht beantwortet wurden oder nur geschrieben wurde, das sei jetzt noch nicht klar, würde sich aber schon regeln. So wussten wir bei Abflug tatsächlich noch nicht, wo wir unsere Woche Quarantäne bei Ankunft verbringen würden.

Rückblickend war die Vorbereitung auf die Auswanderung in Rekordzeit natürlich unvernünftig. Auch wenn wir uns beide freuten, war es sehr stressig. Im Nachhinein hätten wir uns einfach mehr Zeit lassen sollen, aber irgendwie dachte ich, ich müsste schnell anfangen, um die Stelle dort zu bekommen. Mal wieder vorausschauender Gehorsam, der gar nicht erforderlich gewesen wäre. Und dann – wir waren gerade dabei, die ersten Kisten für den Umzug zu packen – war mir auf einmal ständig schwindelig. Ich saß still auf einem Stuhl und hatte das Gefühl, ich wäre auf einer Kirmes im Breakdance-Karussell. Ich musste mich regelrecht am Stuhl festklammern, weil ich befürchtete, sonst würde ich herunterfallen. Ich schrieb das dem Stress zu und ging von einem Lagerungsschwindel aus, der nicht weiter schlimm ist und durch die Wiederholung von bestimmten Bewegungsabläufen in der Regel gut beherrschbar ist. Nur zur Sicherheit machte ich einen Termin bei meinem Neurologen aus.

»Frau Freisen, was führt Sie zu mir?«, fragte er.

»Mir ist immer wieder schwindelig, so als ob ich auf einem schnellen Karussell wäre. Ich glaube, es ist nur ein Lagerungsschwindel, aber ich wollte, dass Sie sich das mal anschauen.« Um den Lagerungsschwindel sicher zu diagnostizieren, brauchte man nämlich eine sogenannte Frenzelbrille, mit der spontane Augenbewegungen besser wahrgenommen werden können.

»Okay«, sagte mein Neurologe, »dann wollen wir mal sehen.« Er begann damit, meine Augenbewegungen nach links und rechts und oben und unten zu untersuchen, und ich merkte schnell selbst, dass sie ganz und gar nicht in Ordnung waren. Deutliche Doppelbilder schon bei minimalen Augenbewegungen.

Der Arzt unterbrach die Untersuchung. »Frau Freisen«, sagte er, »Sie haben einen MS-Schub.«

Na toll. Auch das noch!, war der erste Gedanke, der mir durch den Kopf schoss. Das konnte ich jetzt gar nicht gebrauchen. Kortisonbehandlung anstatt Kisten packen und Umzugsvorbereitungen. Was für eine Scheiße! Und war das nicht irgendwie auch ein schlechtes Omen? In weniger als drei Monaten sollte es losgehen, und ich hatte das erste Mal seit Jahren wieder einen Schub.

Mein Neurologe sah mich besorgt an. »Sie wissen, dass Sie jetzt Stress vermeiden müssen.«

Nicht so einfach, wenn man gerade einen internationalen Umzug vorbereitet, dachte ich ...

Also mal wieder Infusionsbehandlung. Ich wollte auf gar keinen Fall in irgendein Krankenhaus. Deshalb ambulant in der Praxis und am Wochenende zu Hause. Ich wusste, dass ich mich ausruhen sollte, aber es gab noch so viel zu tun. Ich hasste meinen Körper regelrecht dafür, dass er mich mal wieder im Stich ließ, und fiel in alte Denkmuster zurück, von denen ich dachte, dass ich sie schon längst hinter mir gelassen hätte. Es fiel mir so schwer, mir die Auszeiten zu gönnen, die ich eigentlich gebraucht hätte, weil es immer so viel zu tun gab. Florian war teilweise richtig sauer auf mich, wenn er nach Hause kam und sah, was ich wieder den ganzen Tag gemacht hatte, anstatt mich auszuruhen. Meine Beschwerden wurden nicht besser, wie sollten sie auch. Also noch einmal über drei Tage tausend Milligramm Kortison.

Und wieder die Frage: Sollten wir unter diesen Umständen die Auswanderung nicht doch verschieben? Oder sogar ganz absagen? Zwar hatten wir bereits Wohnung und Arbeitsstellen gekündigt, aber das waren schließlich besondere Umstände. Ich wurde unsicher, und wie immer bei den Kortisonbehandlungen auch ein bisschen depressiv. Aber die Flüge waren gebucht, die Isländer rechneten mit mir, und wir freuten uns auf unser Abenteuer. Also, tief durchatmen, runterfahren, Ruhe gönnen. Damit wurde der Schwindel langsam besser. Natürlich ließ sich der Umzugsstress nicht komplett vermeiden, aber ich plante feste Ruhezeiten ein, anstatt ohne Pause durchzurödeln. Und die geplanten Abschiedsfeiern mit Freunden und Kollegen konnten wegen Corona sowieso nicht stattfinden, was mir unter diesen Umständen entgegenkam. Wir beschränkten uns auf einen Besuch mit viel Abstand bei Florians Eltern und trafen meine Brüder draußen im Garten.

Und dann kam der Tag, an dem unsere Habseligkeiten in einen Container verpackt wurden und wir in der leeren Wohnung saßen. Elf Jahre hatten wir dort gelebt, die längste gemeinsam verbrachte Zeit. Viel hatten wir dort miteinander erlebt, schöne, aber auch schwierige Dinge. Etliche Abende mit einem Glas Wein auf dem Balkon verbracht, zusammen in der offenen Küche gekocht, mit den Katzen auf dem Sofa gekuschelt, Freunde getroffen, gelacht und geweint. Dieses Kapitel würde jetzt enden. Das machte trotz aller Vorfreude auch wehmütig.

Und dann wurde es noch mal richtig stressig. Vier Tage vor Abflug erfuhren wir, dass der von uns gebuchte Flug von Kopenhagen nach Reykjavik gestrichen worden war. Wir würden einen Tag vorher fliegen müssen. Also noch mal alles umbuchen: Mietwagen, Fähre, Wohnungsabgabetermin mit dem Vermieter. Zusätzlich Schnelltests für die Einreise nach Dänemark und PCR-Tests für Reykjavik machen. Dabei immer genau im Blick haben, wie lange es dauern würde, bis wir ein Ergebnis hatten und wie alt die Tests jeweils sein dürfen. Eine echte logistische Meisterleistung. Unser Plan war, gemeinsam mit den Katzen im Mietwagen nachts bis zur Fähre nach Puttgarden auf Fehmarn zu fahren, in der Nacht die Fähre nach Rødby zu nehmen und anschließend die restliche Strecke nach Kopenhagen zu fahren, um dort gegen Mittag unser Flugzeug zu erreichen. Und dann das: Nächtliche Ausgangssperre ab dem 24. April 2021. What the fuck?!? Erfüllten wir die Kriterien, um nachts unterwegs sein zu dürfen? Gab es Alternativen? Mit unseren Katzen in ein Hotel zu gehen, war schwierig. Blieb nur, einige Stunden im Auto zu schlafen und die Fahrzeit während der Ausgangssperre so kurz wie möglich zu halten. Ein echtes Erlebnis, mit nervösen, sich dauernd beschwerenden Katzen im Auto. Und der ständigen Angst, angehalten zu werden und dem Zoll erklären zu müssen, dass wir leider gerade genau jetzt nach Island auswanderten. Unter Hochspannung fuhren wir über die leere Autobahn, und bei jedem Parkplatz, an dem wir vorbeifuhren, dachten wir, dass wir jetzt rausgewinkt werden würden. So viel zu dem Stress, den ich vermeiden sollte.

Aber es ging alles gut, und am 26. April kamen wir tatsächlich in Island an, das uns mit einem spuckenden Vulkan und Sonnenschein empfing. Und mit einer Woche Covid-Quarantäne, auf Staatskosten, in einem Viersternehotel in der Innenstadt. Und das war tatsächlich für alle Einreisenden so und nicht etwa eine Vorzugsbehandlung. Nach dem ganzen Stress der letzten Monate endlich Zeit zum Runterfahren. Die eine Stunde Ausgang pro Tag nutzten wir, um erste Impressionen unserer neuen Heimat zu sammeln. Staunend liefen wir durch diese wunderschöne Stadt mit den komischen Namen auf den Straßenschildern, den kreischenden Möwen und der hellen, jetzt schon 18 Stunden lang scheinenden Sonne.

Nach der Quarantäne hatten wir eine Woche Zeit, Island zu bereisen, bevor ich meine Arbeit am Krankenhaus beginnen würde. Mit dem Leihwagen fuhren wir den Golden Circle, einen etwa dreihundert Kilometer langen Rundweg, der die wichtigsten Sehenswürdigkeiten in der Nähe der Hauptstadt verbindet. Den mächtigen Wasserfall Gullfoss, den þingvellir Nationalpark, der vom 10. bis zum 18. Jahrhundert der Tagungsort des isländischen Parlaments gewesen war, heute vielen Touristen aber vor allem wegen des Auseinanderdriftens der tektonischen Platten, sichtbar durch breite Risse in der

Erde, ein Begriff ist. Und natürlich der beeindruckende Geysir, der alle fünf bis zehn Minuten fröhlich Wasserfontänen spuckt. Das Land zog uns in seinen Bann, es war noch viel schöner, als wir es aufgrund der Reportagen, die wir gesehen hatten, erwarteten. Und dank der bestehenden Covid-Reisebeschränkungen hatten wir diese Haupttouristenmagnete quasi für uns allein. Ein ganz besonderes Willkommensgeschenk! Wir verliebten uns. Anders kann ich es gar nicht beschreiben. Es war fast schade, dass ich ja auch zum Arbeiten gekommen war. Ich traf für mich die klare Entscheidung, dass meine Arbeit nicht wie in Deutschland mein Leben beherrschen sollte. Florian und ich versprachen uns, alle vorhandenen Möglichkeiten zu nutzen, um dieses ganz besondere Land zu erkunden. Den Alltagstrott nicht die Oberhand gewinnen zu lassen. Wann immer möglich, unterwegs zu sein. Den alten Satz wahr werden zu lassen: nicht leben, um zu arbeiten, sondern arbeiten, um zu leben. Oder um zu leben und zu reisen.

Der Neuanfang auf Island verlief nicht immer reibungslos. So dauerte es länger als erwartet, bis der Container mit unseren Möbeln und anderen Habseligkeiten bei uns ankam. Für den Anfang campten wir in unserer Wohnung, Isomatten, Schlafsäcke und Campinggeschirr liehen wir bei einem Outdoorausstatter, der ganz erfreut war, mal wieder etwas verleihen zu können. Unsere neuen, sehr hilfsbereiten Nachbarn halfen uns mit einer Kühlbox aus. Die Wohnung in dem 1918 erbauten blauen Wellblechhaus war klein und schnuckelig. Allerdings erstreckte sie sich nicht wie erwartet über Erdgeschoss und ersten Stock, sondern über Hochparterre und Souterrain. Trotzdem gefiel sie uns dank der hohen Decken und den großen Fenstern gut. Allerdings mussten die Möbelpacker Millimeterarbeit leisten, um unsere Möbel durch die engen Türen und über die schmale Treppe zu manövrieren. Und besonders im Wohnzimmer glich das Einrichten einem Tetris-Spiel, um alles unterzubekommen. Die Miete ist mehr als dreimal so hoch wie in Düren, für dreißig Quadratmeter weniger. Dafür liegt die Wohnung sehr zentral, und wir können alles zu Fuß erreichen. Darüber hinaus gibt es einen kleinen Garten, und es ist trotz der zentralen Lage angenehm ruhig. Deshalb wohnen wir auch immer noch hier, obwohl es manchmal doch sehr klein ist für uns vier.

Der Einstieg am neuen Arbeitsplatz war sehr gut, einfach weil die Isländer so unglaublich hilfsbereit sind. Bei Fragen gab es immer ein offenes Ohr für mich. Das war andererseits aber auch notwendig, denn eine strukturierte Einarbeitung fehlte. Vieles war Learning by Doing. Am überraschendsten war und ist es immer noch für mich, wie wenig Regeln es gibt: Die Patienten werden zum Beispiel nicht wie in Deutschland geweckt, sondern sie dürfen so lang schlafen, wie sie möchten. Feste Ruhezeiten gibt es nicht. Ihre Autonomie ist den Isländern sehr wichtig, und zwar bereits in den kleinen Dingen. Ein Verbot von Energydrinks, wie es bei uns auf psychiatrischen Stationen oft der Fall ist, um eine Überstimulation zu vermeiden, wäre hier undenkbar. Wenn ich von verschiedenen deutschen Regeln erzähle, werde ich oft ungläubig angeschaut. Jegliche Begrenzung ist für die Isländer schwierig.

Ob es mir gelungen ist, der Arbeit weniger Raum zu geben? Sicher nicht immer. Aber doch deutlich öfter als in Deutschland. Meine Arbeitszeiten sind viel geregelter, zwischen acht und sechzehn Uhr, wodurch Raum entsteht, auch unter der Woche noch etwas zu unternehmen. Wir sind angehalten, pünktlich Feierabend zu machen, auch wenn noch nicht alles erledigt ist. Die deutsche Erwartungshaltung, länger zu bleiben, wenn etwas offen ist, erlebe ich hier nicht. Ich leite ein Team bestehend aus einer Psychologin, einer Sozialarbeiterin und zwei Ärzten in Ausbildung, und gemeinsam sind wir für die Betreuung von acht bis zehn Patienten mit affektiven Störungen, also Depressionen und Bipolarer Störung sowie Angststörungen, zuständig.

Die Arbeit auf der Aufnahmestation ist fordernd, innerhalb kürzester Zeit müssen mögliche mitverursachende Begleiterkrankungen ausgeschlossen, medikamentöse Behandlungen begonnen und die ambulante Weiterbehandlung geplant werden. Da es in Island nur sehr wenige psychiatrische Krankenhausbetten gibt, sind die Liegedauern kurz, meist nur wenige Tage. Deshalb nimmt einen großen Teil unserer Arbeit die Planung der Weiterbehandlung ein. Auch an meinem neuen Arbeitsplatz muss ich gut für mich sorgen und aufpassen, den Stress in einem vertretbaren Rahmen zu halten. Das Tempo ist deutlich höher als früher in der Tagesklinik, und die Patienten sind schwer krank, wenn sie zu uns kommen. Ich hatte lange gedacht, dass der Akutbereich nichts für mich sei, weil ich meinen Schwerpunkt immer eher in der psychotherapeutischen Arbeit gesehen habe. Jetzt lerne ich noch einmal Krankheitsbilder neu kennen, mit denen ich seit meiner Ausbildung wenig zu tun hatte. Als bereichernd erlebe ich die Arbeit in einem jungen, motivierten und engagierten Team. Außerdem bin ich in der Ausbildung der Assistenzärzte und Studierenden eingesetzt, was mir Spaß macht, und ich bin im Konsiliardienst tätig, berate also andere Fachabteilungen des Krankenhauses, wenn es zu ihren Patienten psychiatrische Fragen gibt. Darüber hinaus leite ich ein Team, das sich mit der Behandlung schwerer therapieresistenter Depressionen beschäftigt. Mein Tag ist also durchaus voll und oft anstrengend. Trotzdem mache ich fast immer pünktlich Feierabend, genauso wie meine Assistenzärzte und die Chefärztin.

Wie bereits in Deutschland nach der manischen Episode 2010 mache ich aufgrund meiner Erkrankungen keine Nacht- und Wochenenddienste, und wir können die freie Zeit nutzen, um rauszufahren. Mit Jeep und Zelt sind wir auf der Insel unterwegs, die manchmal leider ungemütlich kalt ist. Ich spüre eine Zufriedenheit, die ich in Deutschland schon lange nicht mehr gefühlt habe. Und auch wenn ich meinen Ehrgeiz, meinen hohen Leistungsanspruch und mein schwankendes Selbstwertgefühl nicht einfach in Deutschland zurücklassen konnte, gelingt es mir hier deutlich besser, mich nicht davon dominieren zu lassen.

Natürlich ist auch meine Bipolarität mit nach Island gekommen. Es ist ja auch ein bisschen bescheuert, in ein Land auszuwandern, in dem es im Sommer nicht dunkel und im Winter nicht hell zu werden scheint. Vor beidem habe ich Respekt, schließlich kann durch zu viel Licht eine Manie und durch zu viel Dunkelheit eine Depression getriggert werden. In meinem ersten Jahr auf Island habe ich beides ganz gut gemeistert. Aus dem Lot geraten bin ich aber, als eine sehr gute und langjährige Freundin völlig unerwartet verstorben ist. Auf einmal war Deutschland unglaublich weit weg, und auch wenn wir zur Beerdigung fliegen konnten, fehlte das gemeinsame Trauern mit Freunden und Familie sehr. Meine Freundin hinterlässt eine riesige Lücke. Ihr Lachen, ihre ganz besondere Stimme, ihre furchtbar stinkenden Zigaretten, ihre klaren Meinungen, ihre Hilfsbereitschaft, ihre Begeisterungsfähigkeit. Es macht mich traurig, dass ich ihr unsere neue Heimat nicht zeigen konnte, und auch, dass sie das Erscheinen dieses Buches nicht mehr erleben kann. Sie hat mich als eine der wenigen von Beginn an unterstützt, als andere meinem Engagement und meinem offenen Umgang mit der Erkrankung noch sehr skeptisch gegenüberstanden.

Der Schock führte dazu, dass ich neben der berechtigten Trauer sehr gereizt wurde. Ich schlief schlecht, war unruhig und hatte ständig das Gefühl, dass ich jetzt in Deutschland sein und dort bei den notwendigen Vorbereitungen für die Trauerfeier, die Auflösung der Wohnung und die Regelung der übrigen Dinge helfen sollte. Das putschte mich auf. Die Menschen, mit denen ich hier täglich zu tun habe, versuchten, Trost zu spenden, wobei es den Isländern generell schwerfällt, Emotionen zu zeigen und mit den Emotionen anderer umzugehen. Und natürlich war es nicht dasselbe, wie mit gemeinsamen Freunden in Deutschland trauern zu können. Letztlich blieb mir nichts anderes übrig, als meine Medikamente etwas zu erhöhen, um nicht in eine akute Phase zu geraten.

Ob ich aber wirklich angekommen bin?

Ich glaube, ich werde immer eine Frau sein, die mehr will, rastlos ist, etwas Neues probieren muss. Die immer eine neue Herausforderung braucht. Die nur kurz den Kopf in den Sand steckt und dann erst recht weitermacht. Die Stillstand nur kurz aushalten kann. In diesem bipolaren Land, das im Sommer keine Nacht kennt und im Winter in einen kollektiven Dauerschlaf fällt, ist noch alles neu und aufregend. Ich kann hier zuschauen, wie sich die Landschaft vor meinen Augen verändert, während wir gerade bereits unseren zweiten Vulkanausbruch erleben. Was könnte spannender sein?

Im psychiatrischen Sektor gibt es für mich vieles anzupacken. Die Stigmatisierung psychischer Erkrankungen ist hier noch viel ausgeprägter als in Deutschland. Der Wikinger macht sein Leid mit sich selbst aus, vielleicht noch mit seiner Familie. Aber sich öffentlich zu einer Depression oder Alkoholerkrankung bekennen – das käme einer sozialen Ächtung gleich in einem Land mit gerade einmal 370.000 Einwohnern, in dem jeder jeden zu kennen scheint. Vielleicht ist auch deshalb die Selbstmordrate höher als in Deutschland. Derzeit knüpfe ich erste Verbindungen und teile meine Erfahrungen darüber, wie Antistigma-Arbeit funktionieren kann. Es bleibt eine spannende Frage, wie offen die isländische Gesellschaft und die psychiatrischen Kollegen dafür sind. Im Moment fühlt es sich gut an, dort zu sein, wo ich bin. Was kommt und was das Leben noch für mich bereithält – ich habe akzeptiert, dass ich das nicht planen kann, sondern dass ich die Dinge so nehmen muss, wie sie kommen. Darin kann ich viel von den Isländern lernen, die wegen der völligen Unberechenbarkeit des Wetters, das trotz aller zivilisatorischer Errungenschaften auch heute noch das Leben auf der Insel bestimmt, das tun, was gerade jetzt möglich und nötig ist. Das führt zu einem Grad der Entspanntheit, der auch auf mich übergeschwappt ist. Ich gehe so manches gelassener an und erlebe, dass vieles auch funktioniert, ohne dass ich alles plane und kontrolliere. Insofern habe ich derzeit auch keinen Fünf- oder Zehnjahresplan, keine Karriereziele, nichts, was ich unbedingt erreichen muss. »Þetta reddast«, es wird sich schon erledigen. Es wird sich schon ein Weg für mich finden. Ich bin in meinem Leben angekommen.

Danksagung

Ein Buch schreiben, das hatte ich tatsächlich schon immer vor. Allerdings hatte ich das erst für die Rente geplant. Dass es jetzt anders gekommen ist, habe ich vor allem Julia Gommel-Baharov von Eden Books zu verdanken, die meine Erfahrungen als Psychiaterin und Betroffene in einer Person so spannend fand, dass sie ein Buchprojekt daraus gemacht hat. Sie und ihre Mitarbeiterinnen haben mich als kompletten Neuling während des gesamten Entstehungsprozesses zuverlässig und herzlich unterstützt, sodass dieses Werk gelingen konnte. Mein ganz besonderer Dank gilt meiner Lektorin Iris Rinser, die es mir ermöglicht hat, immer noch tiefer in meine Erfahrungen einzusteigen, anstatt meine eigenen Erlebnisse ärztlich-distanziert von außen zu beschreiben. Für mich hat das Buch gerade dadurch an Besonderheit gewonnen.

Prof. Dr. Martin Schäfer danke ich für seine kritischen Anmerkungen zu den Infotexten und für seine Unterstützung der Selbst Betroffenen Profis innerhalb der DGBS. Nicht immer unkritisch fordert er von uns Professionalität ein und trägt so dazu bei, unseren Stand unter den psychiatrischen Profis zu festigen.

Seit 2014 habe ich viele wundervolle Menschen kennengelernt, die sich für die Destigmatisierung psychischer Erkrankungen einsetzen. Manche als Profis, andere als Privatpersonen. Manche geoutet, manche eher aus dem Hintergrund. Mein Dank gilt jeder und jedem Einzelnen von ihnen. Danke für eure Arbeit! Hört nicht auf, laut zu sein und gegen das Stigma anzugehen!

Ich möchte meinen Freunden danken, die es trotz Verletzungen geschafft haben, an meiner Seite zu bleiben und meinen Weg mit mir zu gehen, auch wenn es vielleicht nicht der ihre gewesen wäre. Ein ganz besonderer Dank geht auch an meine neue Familie. Danke, Claudia, dass du dich an das zerbrochene Weinglas nicht einmal mehr erinnern kannst. Und dir, Steffi, möchte ich dafür danken, wie viel Liebe du in unsere Familie bringst. Immer wenn ich sehe, wie du mit meinem Patenkind und meiner Nichte umgehst, berührt es mein Herz.

Florian, den Dank an dich kann ich nicht in Worte fassen. Ohne dich wäre ich nicht mehr. Und ohne dich will ich nie wieder sein.

Weiterführende Informationen zum Thema Bipolare Störungen

Zum Weiterlesen

Infos zu psychischen Erkrankungen:
Irre verständlich. Menschen mit psychischer Erkrankung wirksam unterstützen. Matthias Hammer, Irmgard Plößl. Psychiatrie Verlag 2019

Allgemeine Infos zu Bipolaren Störungen:
S3-Leitlinie zur Diagnostik und Therapie Bipolarer Störungen. Michael Bauer, Andrea Pfennig et al. Springer 2020. Oder zum Download bei dgbs.de/verein/s3-leitlinie (abgerufen 05.04.2025)

Diagnostik und Therapie für Bipolare Störungen. Handbuch für Betroffene und Angehörige. Deutsche Gesellschaft für Bipolare Störungen u. a. (Hg.). Psychiatrie Verlag 2022

Ratgeber Bipolare Störungen. Hilfe für den Alltag. Daniel Illy. Urban und Fischer 2021

Ratgeber Manisch-depressive Erkrankung. Informationen für Menschen mit einer bipolaren Störung und deren Angehörige. Thomas D. Meyer, Martin Hautzinger. Hogrefe 2013

Newsletter der DGBS, erscheint vierteljährlich. Zu abonnieren über www.dgbs.de

Speziell für Angehörige:
Aufopfern ist keine Lösung. Mut zu mehr Gelassenheit für Eltern psychisch erkrankter Kinder und Erwachsener. Janine Berg-Peer. Kösel 2015

Der bipolare Spagat. Manisch-depressive Menschen verstehen. Donna Reynolds. Trias Verlag 2021

Speziell für Kinder zur Erklärung der Bipolaren Störung:
Nebeltage, Glitzertage. Kindern bipolare Störungen erklären. Karen-Susan Fessel, Heidi Kull. BALANCE Buch und Medien Verlag 2018

Papa Konrad auf der Gefühlsschaukel. Alessia Schinardi, Christine Weissenberg. BoD 2022

»Warum fahren Papas Gefühle Achterbahn?« Familienleben mit Bipolarer Störung. **Beziehbar über: Mehr Zeit für Kinder e. V.,** Fellnerstr. 12, 60322 Frankfurt, Tel. 069-156896-0

»Lieber Matz, dein Papa hat 'ne Meise.« Ein Vater schreibt Briefe über seine Zeit in der Psychiatrie. Sebastian Schlösser. Ullstein 2017

Speziell für Kinder zum Thema Depression:
Als Mama nur noch traurig war. Wenn ein Elternteil an Depression erkrankt. Anja Möbest. Coppenrath 2017

Mamas Monster. Was ist nur mit Mama los? Erdmute von Mosch. Balance Buch und Medien Verlag 2014

Papas Seele hat Schnupfen. Claudia Gliemann, Nadja Faichney. Monterosa 2014

Für Kinder allgemein zu psychischen Krisen:
Was ist bloß mit Mama los? Wenn Eltern in seelische Krisen geraten. Mit Kindern über Angst, Depression, Stress und Trauma sprechen. Karen Glistrup. Kösel 2014

Speziell zum Thema Stigma:
Das Stigma psychischer Erkrankung. Strategien gegen Ausgrenzung und Diskriminierung. Nicolas Rüsch. Urban und Fischer 2021

Stigma psychische Krankheit. Zum Umgang mit Vorurteilen, Schuldzuweisungen und Diskriminierungen. Asmus Finzen. Psychiatrie Verlag 2003

Speziell zu betroffenen Profis:
Meine ruhelose Seele. Die Geschichte einer bipolaren Störung. Kay Redfield Jamison. mvg Verlag 2014

Zum Weiterhören

Mackenbaracke – Ein Podcast zur Entstigmatisierung psychischer Erkrankungen. In Zusammenarbeit mit der Deutschen Gesellschaft für Bipolare Störungen. Barbara Dussler und Max Eicke. www.mackenbaracke.de

Kopfsalat. Zwischen Manie und Depression – Der Freunde fürs Leben Podcast. Sara Steinert, Frank Joung. https://www.frnd.de/2022/02/10/kopfsalat-folge-01-03-2-2/

Jung und Freudlos. Euer Podcast aus der Psychiatrie. Ismene Herrmann, Sebastian Kromer, Moritz Prox-Ambil. Psychiatrische Universitätsklinik Freiburg. Sonderfolge »Bipolar im Dienst«, November 2019. https://juf.podigee.io/36-bipolarimdienst (abgerufen am 26.09.2022)

O-Ton Allgemeinmedizin: Zwischen Manie, Depression und Klinikalltag. https://soundcloud.com/o-ton-allgemeinmedizin/zwischen-manie-depression-und-klinikalltag

20% Suizidalität: Ein Leben auf der Achterbahn. Podcast Hamburger Abendblatt. https://www.abendblatt.de/podcast/article405127937/20-prozent-suizidalitaet-ein-leben-auf-der-achterbahn.html

Psychcast: Wie sag ich's meinem Chef? https://psychcast.de/wie-sag-ichs-meinem-Chef/

Zum Weiterschauen

The Secret Life of the Manic Depressive. Stephen Fry. BBC 2006

Bipolar hautnah. Fünfteilige Videoserie der DGBS, in der Betroffene, Angehörige und Profis über die Bipolare Störung sprechen. YouTube 2021

Wir sind hier! Ein Film von Andrea Rotheburg mit Kindern psychisch kranker Eltern für Kinder, Jugendliche und Erwachsene. Dokumentarfilm. Psychiatrie Filme 2018

Nicht mehr nicht mehr leben wollen. Ein Film zur Suizidprävention von Andrea Rothenburg. Psychiatrie Filme 2022

Die Bipolaren. Leben zwischen den Extremen. Dokumentarfilm. Ernst Jünger 2008

Homeland. US-amerikanische Fernsehserie (2011–2020) mit der bipolaren Hauptfigur Carrie Mathison, gespielt von Claire Danes

Shameless. US-amerikanische Fernsehserie 2011–2021 mit zwei bipolaren Hauptfiguren: Sowohl die Mutter als auch der zweitälteste Sohn der Familie sind von der Bipolaren Störung betroffen

Modern Love. US-amerikanische Anthologie-Serie, 1. Staffel, 3. Episode, Anne Hathaway spielt eine junge Frau, die versucht, mit Bipolarer Störung ihr Leben zu meistern.

Infinitely Polar Bear. Komödien-Drama. Maza Forbes 2014

Die Rettung der uns bekannten Welt. Tragikomödie. Til Schweiger 2021

Hilfsangebote

Angebote der DGBS e.V.:
DGBS-Mailberatung für Betroffene und Angehörige:
mailberatung@dgbs.de

DGBS-Telefonberatung für Angehörige und Betroffene:
0800-553333-55

DGBS-Mailberatung speziell für betroffene Profis:
kontakt.sbp@dgbs.de

DGBS-Telefonberatung speziell für Betroffene Profis: Kontaktformular unter https://dgbs.de/service/dgbs-beratungsangebote

Hilfe für Betroffene psychischer Erkrankungen und Angehörige:
Selefon – Hilfe für Angehörige psychisch erkrankter Menschen: 0228-71002424 oder seelefon@bapk.de

Telefonseelsorge 24 Stunden pro Tag, 365 Tage im Jahr: 0800-1110111, 0800-1110222, per Mail und Chat unter online.telefonseelsorge.de

Silbernetz, Telefonhilfe für Seniorinnen und Senioren: 0800-4708090

Speziell für Jugendliche:
Nummer gegen Kummer. Kinder- und Jugendtelefon 116 111. Elterntelefon: 0800-111 0550. Über die Website https://www.nummergegenkummer.de/kinder-und-jugendberatung/ sind auch Mail- und Chatberatung möglich.

Beratungsangebote für (werdende) Mütter:
Informationen zu Wirkungen und Nebenwirkungen von Medikamenten in Schwangerschaft und Stillzeit: www.embryotox.de

Austausch

Administriertes Bipolar-Forum für Betroffene, Angehörige und Interessierte: www.bipolar-forum.de

Private, administrierte Facebook-Gruppe »Bipolare Störungen« für Menschen mit Bipolaren Störungen und ihre Verwandten und Freunde

Private, administrierte Facebook-Gruppe »Bipolare Störungen Leben in Extremen« für den Austausch Erkrankter und Angehöriger

»Spagat zwischen helfen wollen und Grenzen setzen«: Zweitägiges Seminar für Angehörige, das mehrfach pro Jahr an verschiedenen Orten in Deutschland stattfindet. Mehr Infos unter: www.dgbs.de

Interessante Websites

Website der Deutschen Gesellschaft für Bipolare Störungen: www.dgbs.de

Österreichische Gesellschaft für Bipolare Störungen: www.bipolar.at

Schweizerische Gesellschaft für Bipolare Störungen: www.swiss-bipolar.ch

International Society for Bipolar Disorder: www.isbd.org

Doctor's Support Network: www.dsn.org.uk

Blaupause, Initiative für mentale Gesundheit im Gesundheitswesen: www.blaupause-gesundheit.de

Pro Psychotherapie e. V., Informationen über verschiedene Psychotherapieformen und Hilfe bei der Therapeutensuche: www.therapie.de

Eden Books
2. Auflage 2025

Neumühlen 17, 22763 Hamburg
ISBN 978-3-95910-376-3
Redaktionsanschrift:
Edel Verlagsgruppe GmbH,
Kaiserstraße 14b, 80801 München
www.edelverlagsgruppe.de/kontakt

Einige der Personen im Text sind aus Gründen des Persönlichkeitsschutzes anonymisiert. Die Autorin hat dieses Buch nach bestem Wissen und Gewissen verfasst. Dennoch können inhaltliche Fehler nicht komplett ausgeschlossen werden. Der Verlag und die Autorin übernehmen hierfür keine Haftung. Dieses Buch ist keine Handlungsempfehlung für den Umgang mit einer Bipolaren Störung und ersetzt niemals einen Arztbesuch.

Lektorat: Iris Rinser
Korrektorat: Rotkel. Die Textwerkstatt
Layout und Satz: Datagrafix GSP GmbH, Berlin | www.datagrafix.com
Druck und Bindung: GGP Media GmbH, Pößneck

Printed in Germany

FSC
www.fsc.org
MIX
Papier | Fördert gute Waldnutzung
FSC® C014496